歐洲醫療五百年

卷三｜醫療與國家

克爾·瓦丁頓————著
KEIR WADDINGTON
李尚仁————譯

AN INTRODUCTION TO
The SOCIAL HISTORY of
MEDICINE:
EUROPE SINCE 1500

目　次CONTENTS

CHAPTER 12
公共衛生

PUBLIC
HEALTH

社會健康史一直把焦點放在國家的作為，或是國家保護、促進社區與人群健康的努力。當歷史學者不再認為衛生改革是必然發生且必然有益之事，也不再認為它們是回應都市化與疫病的壯舉，「公共衛生」一詞有了各種不同的用法，它可指涉運動、行政組織、醫學學科或是政治觀念。歷史學者對公共衛生的大事記看法沒有太大改變，基本上是由近現代時期的傳染病控制，轉變到十九世紀的改良物質環境，最後是二十世紀「治療型國家」（therapeutic state）的發展；然而，公共衛生受到更廣泛的全國政治、地方政治以及社會經濟條件所形塑，考察之下揭露出更為複雜的過程。對疫病的反應，常讓當局得以實施一系列針對市民的規定，其用意不僅在於預防疾病，亦是要控制窮人。這揭示了公共衛生具有重要的政治面，可是公共衛生的政治面卻無法直接對應到威權或自由的政治文化。歷史學者檢視對瘟疫的反應或十九世紀衛生改革，以此考察公共衛生降低死亡率的功效，進而看出多樣性、地域主義乃至政策、官員和地方政治經濟資源等因素如何影響公共衛生措施。探討這些領域再進而思考比較，就會發現公共衛生改革不是自然或線性的過程。國族文化亦不可忽視：例如，十九世紀不同歐洲國家對細菌學的反應就有重大差異。專注於

脈絡與比較，並不是要淡化公共衛生意識形態上和操作上的改變，所涉及到的規訓文化（disciplinary culture）的出現。社會關係的醫療化以及身體日益受到各種國家單位監控，反映的是現代官僚國家的成長。這樣的研究取向鼓勵我們檢視以下因素如何塑造公共衛生：對傳染病傳播方式的看法、對國家角色的不同想法、改革的文化脈絡與知識脈絡、專業與慈善機構的作為，以及地方脈絡。本章將探討上述這些領域。

✦ 瘟疫與近現代國家 ✦

近現代公共衛生的性質，和對瘟疫的回應有著密不可分的關係，檢視後者會是理解前者的絕佳起點。這點不該讓人感到意外，正如第二章所指出，瘟疫殺死了近現代歐洲相當可觀的人口，激起區域與地方的種種反應，成為近現代時期控制流行病傳播與衝擊的主要作為。

要採取怎樣的方法來預防瘟疫，有賴於當時對疾病因果關係（或是病因學）的理解。瘟疫在某種層次上被解釋為上帝不悅的徵象，或證實了道德與身體的不潔淨。應該做的是祈禱和懺悔，其象徵與儀式的功能可以凝聚社群，對於那些被認為是不道德、汙染而要為瘟疫負起部分責任之行為，也有勸阻的效果。因

此，城鎮組織遊行和宗教儀式來遏止疾病傳播；瘟疫
結束時則舉辦祈禱或興建教堂來表示感激。在另一個
層面，瘟疫在十四世紀的重新出現，挑戰了當時依據
希臘醫師希波克拉底之著作的疾病因果概念。希波克
拉底著作認為疾病和環境狀況有關，並將瘟疫歸因於
腐敗的植物、排泄物、屍體等所產生的不良空氣（或
瘴氣），以及個人體液的不平衡。雖然這些觀念未被
放棄，但瘟疫卻讓人注意到人與人之間的接觸傳染。
對瘟疫傳播方式的理解，促成一套以隔離為主的措
施。不同作法之間有其緊張關係，例如在 1630 年，
教宗厄爾班八世（Urban VIII）就因為有人抱怨佛羅倫
斯的衛生官員干涉宗教遊行與儀式，而將這些官員開
除教籍。然而，宗教、區域和地方當局基本上都是在
上述大架構之下進行干預。

　　十五世紀的義大利城邦首先引進限制病人與健康
者接觸的措施。這些措施通常和醫學的關係不大。當
城外爆發瘟疫時，城門會關起並要求旅人出示健康證
明。在這個小國林立的時代，此一排除政策相當簡單
直接。瘟疫降臨時，病人（通常包括家屬）被隔離在
家中或遷移到疫病院（〔lazarettos〕一座醫院或是隔離
站），以煙燻消毒房屋並燒掉病人衣物。義大利大多
數主要城市逐漸建立起常設的衛生局，例如佛羅倫斯
是在 1527 年設立。這代表了首度嘗試有系統地監控

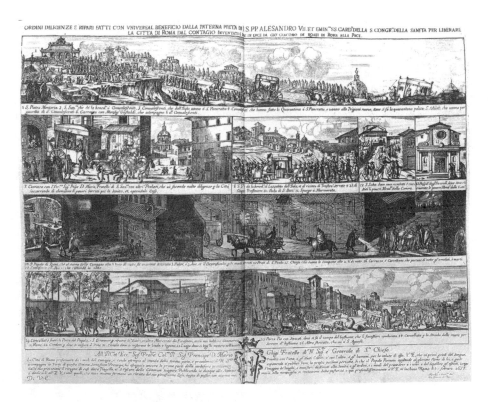

圖 12.1 ——— 1656年羅馬對瘟疫的反應。
羅西（G. di Rossi）這幅石版畫描繪宗教遊行、病人的運送、
死者的搬移、夜間的祈禱、隔離的區域以及疫病對商業的影響。
圖像來源：Wellcome Library, London。

和保護公共衛生。這些衛生局不只實施檢疫制度與隔離病人，同時也設法消除被認為會滋生疾病的不衛生狀況。雖然衛生局會諮詢醫師意見，但它基本上是個政治組織。

隨著傳染病的起伏，歐洲的地區當局發展出因應瘟疫的常規做法。對公民而言，傳染病的緊急狀態使得國家可以施行一系列管制。由於疾病被認為和貧窮有關，因此國家開始實施杜絕賭博和乞討的控制措施。在義大利模式的影響下，病人受到隔離，死者獲得死亡證明。當局開始管控死者埋葬，並建立隔離醫院。暫停市集等正常活動，區域間的貿易則受到限制。死亡公告或死亡手冊的印行，使得地方社區能夠評估威脅的嚴重程度，並得以知悉相關的預防措施。當局任命各種官員，包括瘟疫醫師、沒有醫學背景但負責篩檢病人的檢疫者，乃至負責埋葬死者的墳墓工人。

民政和醫療當局根據接觸感染的觀念採取應對措施。他們採取因應疫病的預防措施；等到出現瘟疫病例的報告便建立隔離病院、檢疫措施和衛生警戒線（cordons sanitaires），以防止受到感染的船隻或個人傳播疾病。這些控制措施不見得都很嚴謹，但這並非知識不足所造成，而是視情況嚴重程度而定，也反映了擔心瘟疫管制可能擾亂城市或地區的生活。檢疫的歷史

都是在成功與失敗之間擺盪，十八世紀的馬爾他就是個很好的例子。逐漸地，檢疫制度變得更有組織和更嚴厲，並獲益於國際間的情報交換以及更為嚴格的政府管制。例如，當瘟疫在1720年抵達馬賽時，政府就設立衛生警戒線，任何擅自出入城市者都可處以死刑。直到十九世紀，檢疫措施和衛生警戒線都是遏止流行病傳播的機制。

這些做法並非一成不變，預防和管制隨時間而演變，而且都是在危機時期所採取的臨時措施。法國和俄國在十六世紀初期就引進了對抗瘟疫的法令，但是那不勒斯和瑞士在十七世紀中葉之前，對疫病的管理則相當鬆散。地方層次的管控措施是在嘗試錯誤的基礎上實施。實用的政策是漸進形成的。然而，對瘟疫的控制不見得都有效：在瘟疫最嚴重的貧窮區域，財政不足阻礙了這些措施的實施；而負責治療或埋葬瘟疫受害者的官員則很難招募。這些措施也曾受到批評，英國對隔離措施的價值發生爭論，而更常見的狀況是，瘟疫管控激起了官民衝突。十六世紀西班牙和法國的證據顯示，擾亂經濟與社會體制的不是瘟疫，而是對瘟疫的反應，也正是對瘟疫的措施激起了反對。儘管有這些問題，隔離和照顧病人的工作仍成為地方政府固定的職掌。

瘟疫的死亡率從十七世紀中葉開始下降。此一現象的原因引起歷史學者的辯論〔參見〈疾病〉〕，但相關研究逐漸支持這是公共衛生規劃所帶來的成果。檢疫措施確實限制了老鼠和人的散佈，因而減少了瘟疫的傳播，而歷史學者也認為，哈布斯堡王朝為了1708-13年的瘟疫流行，沿著奧匈帝國的南部邊界建立衛生警戒線，以及普魯士在1770年所設立的衛生警戒線，都提供西歐有效的防堵。但這並不表示實施的檢疫措施很完善。它們並不完美。不可能阻止每艘帶有瘟疫的船隻或每個感染者，而衛生當局考量到城市與區域的運作，也會在認為不致影響健康的情況下放鬆管制措施。然而，由於瘟疫的傳播相當偶然，因此即使不完美而有漏洞的檢疫措施，仍舊能夠減少感染的機會。

✦醫學警察和公共衛生：1600-1800✦

正如第二章所指出，傳統說法認為死亡率下降和實質經濟成長有關，但十八世紀與十九世紀初的工業化卻導致了混亂、貧窮與疾病。因此，工業化和都市化起初帶來的不是進步，而是死亡率的突然升高，特別是傳染病引起的死亡。各國的社會經濟變遷模式不一：法國的工業化過程是漸進的；而直到十九世紀晚期，俄羅斯幾乎沒有工業化的痕跡。然

而在十八世紀，由於都市的基礎建設超過負載，許多城市充斥著人群和污穢，工業和貿易的擴張則污染了環境，並有助於疾病散播。許多城鎮努力擴張而無法因應這樣的狀況。城市的街道覆蓋著穢物和排泄物，塞納河和流經羅馬的台伯河等河流則比開敞式的排水溝好不到哪裡去。雖然死亡模式依各地的環境而定，但傷寒與類傷寒等地方風土病以及夏季的腹瀉疾病，在這樣的環境中猖獗；天花、流行性感冒、痢疾、白喉與其他的流行傳染病，傳播快速且殺人眾多。雖然瘟疫的嚴重程度降低了，但這些疾病與流行病填補了空缺。面對這樣的環境，當時的評論者幾乎用盡了所有的言詞，來形容都會衛生狀況的恐怖。地方當局常被問題的嚴重程度所癱瘓，但歐洲國家對人口的健康越來越感興趣。

　　歷史學者經常借助「醫學警察」的觀念，來解釋十八世紀國家角色的日益擴充，並採行以公共衛生和醫療管控為重點的措施，來回應都會悲慘的狀況與滿足人群的健康需求。一般認為此一觀念出自奧地利醫師約翰・彼得・法蘭克（Johann Peter Frank），其六大冊的著作《完整的醫學警察系統》（*System einer Vollständigen Medicinischen Polizey*）之第一冊在1779年出版。法蘭克指涉的不是現代意義下的警察，而是國家的管理。法蘭克的《醫學警察》勾勒出管制致病行為的辦法，並提

出控制環境清潔的衛生管理措施。他的醫學警察混合
了家父長制的觀念與德國式的重商主義（Cameralism），
認為健康的人口是國力的來源，而國家的有效管理是
達成此一目標的辦法。

　　法蘭克的觀念在德語系國家、東歐與瑞典獲得很
大迴響，不過醫學警察的觀念可以回溯到十六與十七
世紀，並且可以找出公共衛生從十六世紀到十八世紀
的延續性。受到重商主義影響的近現代政府，注意
到社會與國家的福祉息息相關，開始收集死亡率的
資訊，並且引進提升健康與生產力的措施。儘管這
些措施通常只有社區的規模，而且基本上是防禦性
的，但若要理解為何對公共衛生的興趣會增加，方法
之一是把這些反應看成是因為瘟疫而對接觸傳染產
生新的興趣。從強調環境與瘴氣的反接觸傳染理論
（anticontagionist theories），到十七與十八世紀的接觸傳
染論立場，並不是個簡潔的進展，因為兩種觀念本身
並不互相排斥。哪些疾病是透過直接接觸或間接接觸
來傳染，要靠經驗來支持；但這點並不排除其他疾病
會由瘴氣傳播。近現代時期對流行病的反應，可以看
到這種混雜的處理方式。這些混合的措施包括清潔街
道和煙燻房屋等淨化空氣的措施，也包括管制公共集
會與妓院、限制遷徙與隔離病人的措施，其中最昭彰
者，是為了因應當時性病快速傳播而設立的性病隔離

醫院。在接獲疫病出現徵兆的報告時，市政府起先偏好清潔街道和房屋；當流行病真正出現後，則會結合隔離、檢疫與控制環境的措施。因此，對疫病的因應同時結合了接觸傳染論與反接觸傳染論所建立的預防措施。

十八世紀都會環境惡化，對公共衛生的關注增加，這也是當代對社會環境與物質環境的廣泛關懷之一。社會經濟變遷、人口成長與都市化，導致有必要以新的方法來因應傳染病與風土病。在君主專制國家，這些措施混合了傳統家父長制的觀念；但是在十八世紀大多數歐洲國家，對國族狀況的政治關切日增。相關研究試圖推斷自然的模式與評估國族的力量，如法國的社會數學（social mathematics）或是英格蘭的政治算數（political arithmetic），都助長了此種看法，它們還提供一套探討健康問題的語言與方法。學者利用量化的分析與觀察來建立疾病與環境之間的關連，這對統計學的研究興趣有強大的影響：它塑造了法蘭克的醫學警察概念，並推廣了政府必須介入疾病預防的信念。

這時又重新燃起對《論空氣、水、與地方》（On Airs, Waters and Places）所勾勒之希波克拉底學說的興趣，此一學說認為瘴氣與病態環境有關，並且鼓勵把注

意力放在流行病的傳播方式。就十八世紀許多城鎮的
狀況而言，認為疾病起因於環境狀況所產生的空氣毒
素，是十分合理的想法。然而，醫學環境論者主張環
境是可以改善的，卻是十八世紀的新看法。法國的皇
家醫學會（Société Royale de Médecine）努力由法國各地
的醫師與外科醫師蒐集經驗資訊，顯示了對醫學環境
主義（medical environmentalism）的興趣日益提高。雖然
對醫學環境主義的支持度提高，它仍舊結合了傳染病
由個人接觸傳染與空氣傳染這兩種不同觀念。其所造
就的一套複雜說法，形塑了十八世紀的公共衛生探討。

十八世紀還有其他的力量在推動公共衛生。啟蒙
運動的人道主義和政治經濟學強調的觀念是，自然
和人性都可以改良。貧窮和疾病的關連，使得窮人
成為關注焦點，他們既是傳染的來源，也是改革的對
象，而衛生則變成文明化過程的一部分。十八世紀新
的政治哲學和道德哲學強調政府介入的效用，這樣
的觀點具體表現於邊沁（Jeremy Bentham）的效益主義
（Utilitarianism），也呈現在政府應為社會福祉努力以促
進國家繁榮的信念。美國在革命與獨立宣言（1776年）
之後主張民主公民權，認為疾病和暴政有關；大革命
的法國在1790至1794年間勾勒出一套全面的健康計
畫，也以新的形式提出這樣的信念。健康逐漸被認為
是政治與經濟力量的根本。立意創造出健康且紀律良

好之人民，可視為意識型態轉向支持擴大國家控制的證據。

　　雖然這些方法在十六與十七世紀就為不少城市和國家所使用，但歐洲的政府和地方當局在1750年之後更積極地追求公共醫療。港口檢疫與努力清除都市污穢的措施，較以往更為嚴格地執行。瑞典在1749年的人口普查之後，對人口下降感到恐慌，而引進新的策略來促進個人衛生教育、監控社會傳染病，以及建立地方醫院。在其他地方，清潔與城市改良逐漸被視為是值得採納的預防措施。例如，當瘟疫在1771年降臨莫斯科時，議員宣稱家庭穢物與工業廢棄物所產生的有害氣體是導致瘟疫的原因，並針對這樣的現象展開因應。因為在意疫氣散發所帶來的有害影響，使得城中墳場遭到關閉與遷移；這現象首先發生在法國，接著遍及全歐。針對屠宰廠和其他污穢的行業也有類似做法。

　　傳統作法之外也有新的因應方式，最明顯的例子是，歐洲先從奧圖曼帝國引進人痘接種，隨後英國醫師簡納（Edward Jenner）發展出種牛痘的方法。這兩種作法激起宗教、民間與醫界的反對聲浪久久才消退；然而，它們對當時最致命的傳染病之一提出一套解決辦法。丹麥（1810）與瑞典（1815）採取強迫接種牛痘

17

的措施是特例，但許多歐洲國家仍推展國家支持的牛痘接種計劃。這些方法逐步受到採納，而開始發展為有系統的疾病預防政策。

到了十八世紀末，官員不再只專注於疫病的因應，而開始思考預防的問題。管理都會與鄉村環境的努力，確實使得痢疾和熱病等疾病較為減少，但我們也不該高估這些努力的成果。雖然十八世紀出現更為明確的公共衛生運動，但是其行動常常零星而組織不良。要到下個世紀才看到明確的衛生改革計畫成形。

✦ 維多利亞時代的公共衛生改革 ✦
：英格蘭的案例

歷史學者為了理解何以西歐死亡率在1870年之後降低，而將注意力放在十九世紀的公共衛生改革。近現代時期推動的措施既不長久也不廣泛，而十九世紀的公共衛生則把焦點放在預防辦法。飲水供應、污水處理、住屋、工廠環境、食品品質等問題，成為地方與國家衛生計畫所不可或缺。英國公共衛生運動被視為是這套衛生改革作法的代表。做為「第一個工業化國家」，因應工業化與都市社會轉型所帶來種種問題，英格蘭站上了最前線，首創污水排放系統、清潔飲水供應與清理貧民窟的計畫。雖然把焦

點放在英格蘭，導致了蘇格蘭和威爾斯等其他地方受到邊緣化，但英格蘭的作法成為歐洲其他地方公共衛生計畫的啟發。

　　歷史學者常認為，亞細亞霍亂（Asiatic cholera）的到來刺激了改革，在1810年代之前此一疾病僅限於亞洲，但1817年後霍亂傳播到歐洲，使得恐懼升高並將既有衛生措施的問題攤在面前〔參見〈疾病〉〕。霍亂致死速度快且死狀甚慘，醫療人員似乎對它的傳播束手無策。當1831年到1832年的霍亂流行來臨時，英國社會與政治正處於動盪。潘蜜拉・吉柏特（Pamela Gilbert）在《霍亂與國族》（*Cholera and Nation*, 2008）一書指出，醫學與衛生權威使用國族的觀念來斷言霍亂的威脅，並擴張他們自己的權力。英國的因應措施包括成立一個為期短暫的衛生署（Board of Health），以及大約一千兩百所地方衛生局，並對城市居民提出新的規定。起先採用的是防止接觸傳染的政策，但隨著霍亂穿越檢疫措施，隔離做法引起社會動盪，反接觸傳染論和瘴氣理論獲得更多的支持。後者認為，由於某些疾病是腐敗的有機物質散發到空氣中的無生命粒子所引起，針對都會環境所採取的預防策略，可以預防這些疾病。雖然因應霍亂流行所採取的措施是暫時性的，但改革者利用傳染病的威脅，爭取清潔都會環境的措施，同時他們也借助了衛生、男性氣概、專業化、

社會與政治改革和帝國等相關敘事。

這樣的歷史說法應該受到挑戰。早在霍亂來臨之前，為了因應黃熱病（1805-06）以及愛爾蘭城鎮的傷寒流行（1817-19），就曾設立過地方衛生局。在1810和1820年代就已提出健康的公共責任問題。由於都會化所帶來的焦慮，以及對下階層和民眾騷動的恐懼，早已透過探討疾病和貧窮的關係而倡議一系列的社會改革。在1820和1830年代，如何處理貧窮、流行病與相關的環境問題成為主要的關切，不只政治人物如此，公務員、神職人員、醫師、慈善家、社會改革者和工業界（像是水公司）亦然。由於解決辦法所費不貲，那些熱心推動公共衛生的人就求助於政府。

律師艾德溫・查德威克（Edwin Chadwick）的作為，常被視為是英國完整一貫的公共衛生運動之起點。查德威克是邊沁效益主義的信奉者，也是新濟貧法的主要規劃者，他相信應該以增進人們福祉的方式來重新組織社會。他認為貧窮和疾病密不可分，而許多窮人是因為生病而不得不進入勞動收容所。查德威克相信針對因貧窮和過度擁擠而來的「髒病」（filth diseases）發動攻擊，會增加生產力與降低福利支出。在1837和1838年的流行性感冒和類傷寒爆發之後，他在數名醫師協助下，對都會環境進行調查。其成果是《勞

動人口衛生狀況報告》(*Report on the Sanitary Condition of the Labouring Population,* 1842)，該書是關於都會衛生情況的完整聲明，但它不是異軍突起。雖然這本報告是社會調查方法的先驅，但正如威廉‧法爾（William Farr）的流行病學研究所顯示，在1830年代對於健康的地理已經有一系列的統計學和病因學研究。統計學已經被用來鼓吹道德改革與社會改革；查德威克的報告則是反映出更高遠的目標——慈善與改革。

查德威克的報告強調城鎮所面對的一系列問題，並斷言在環境與疾病之間有統計學的關聯。部分歷史學者認為，報告的結論意謂著教條式地採納反接觸傳染論，它提出一套合理化說法來強調預防，並把注意力焦點放在導致生病的環境與社會因素。這份報告貶抑對疾病原因的廣泛探討，而偏向把焦點放在地方狀況與基礎建設。查德威克對醫師沒有太大信心，他的計畫內容包括飲水供應系統、污水處理以及消除都會污染與工業污染的來源。

查德威克的社會精神具體呈現在1848年的公共衛生法案（Public Health Act）。它設立一個中央集權的衛生總署（General Board of Health）和地方衛生局系統，合理化既有的特別安排。總署可以要求地方成立衛生局，雖然在大多數情況下，它的權力僅限於諮詢。透

過任命衛生醫官（medical officers of health, MOH），而創
造出一個在地方進行檢查的體系，市政當局則擁有干
預的力量，改善所需經費由地方稅收支應。除此之
外，查德威克還積極鼓吹衛生設施，並賦予公共衛生
一套獨特的制度結構。他偏好的做法包括小口徑的污
水排水管、污水處理廠以及高壓供水系統，不過地方
當局也被賦予進行廣泛改革的權力。這些措施是選擇
性的，非強迫性的，但查德威克中央集權的觀點則引
起憎恨。查德威克在衛生總署第一任的五年任期結束
後，總署就被解散，他也只得退休。

　　從查德威克的衛生改革可以看到流行病的研究方
法取向，以及「國家醫學」（state medicine）的新概念。
倫敦西提區（City）的衛生醫官和外科醫師約翰‧西蒙
（John Simon）在1855年取代了查德威克，醫師也取得
了更大的控制權。在西蒙主持下，發展出一套歐洲史
無前例的公共衛生行政。此一歷史紀事反映，在西蒙
的主持下出現更廣義的國家醫學概念，讓醫學專家加
入公共衛生。查德威克偏好衛生工程，西蒙則支持對
傳染病性質及地方疫情進行研究，這點反映在約翰‧
史諾（John Snow）以及威廉‧巴德（William Budd）的研
究工作。除了這樣的轉變之外，衛生方面的立法變得
更加嚴屬：西蒙的醫療部門取得針對個人以及地方當
局的強制權力，這點清楚見諸於牛痘接種政策。國家

醫學的管轄範圍擴充，例如擴張到針對職業病和食品摻假的措施。地方當局被賦予新的權力來介入清潔飲水的供應、住屋狀況的規範以及設立隔離醫院。醫療衛生官員的任命則成為強制措施，其數量因此從1872年的50人增加1900年的1,770人。

　　然而，強調從接觸傳染說轉變到反接觸傳染說，以這樣的框架來定位公共衛生改革，如此簡單的觀點是經不起檢視的。雖然醫學理論確實會影響公共衛生改革，但疾病傳播的觀念並不那麼簡單。衛生改革者經常同時採納接觸傳染說與反接觸傳染說的作法，以瘴氣的觀點來看待某些疾病，而將天花等另外一些疾病視為是接觸傳染。病因觀念不是唯一決定因素。地理、貿易、疾病經驗、政治和經濟都是影響政策的因素，法律和行政上的複雜性、金錢與專業知識，以及意識型態因素，同樣形塑了衛生改革。十九世紀初城市悽慘的生活條件被視為是導致不道德行為的宿因（predisposing cause），因此早期改革借助主流的人道觀念和福音觀念，來因應這些問題。其所造就的政治議程和改革議程，結合了帶有效益主義觀念的家父長制，對都市窮人進行改造。因此，對都會環境性質的關切，也結合了帶著道德修辭的市民改良觀念，以及社會改革的願景。

中央政府在衛生改革中所扮演的角色，同樣受到歷史學者質疑。不同城市有不同的問題和解決辦法，這反映在地方的物質狀況和社會經濟條件。公共衛生政策常發展出一套策略來應付地方問題，地方的作為影響了相關措施，而全國性的立法則強調地方行動的需求。法律施行的程度也受到地方政治、社會與醫療環境的影響，因為建設蓄水池和下水道，以及對住屋的規範等衛生計畫，本質上都具有地方性質。因此，相當大的責任不在於中央政府，而是由個別城鎮扛起；當時的地方性解決方案和市民改良信念又強化這樣的取向。

儘管在十九世紀結束之前，只有少數歐洲政府像英國那樣對行政結構做如此重大的投資，但英國模式大致而言反映在歐洲其他地方。關注都市化和工業化所帶來的問題與恐懼民眾騷動，是全歐洲的現象。這激勵了使用統計學與病因學來探討社會環境與道德的關係，這點可見於法國衛生學者的作品。對社會動盪的恐懼和瘴氣說的醫學理論結合在一起，引起了對都會環境的深刻焦慮。疫病證實了這樣的恐懼，刺激了改革。例如，法國在巴塞隆納出現黃熱病之後，就於1822年建立永久性的衛生高級委員會（High Council of Health）。儘管高級委員會和地方脈絡較無關，但是在法國、德國、瑞典和俄羅斯，可清楚看到地方回應對

公共衛生的重要性。國家和各種地方機構、社團和專業團體合作來促進改革。然而，下面我們會指出，衛生國家機器的成長也遭到抗爭。

✦ 公共衛生的專業化 ✦

正如英國的案例所顯示，公共衛生的發展和醫學專家的影響力增加有密切關係；他們既是新措施的倡導者，也擔任技術顧問。要解釋此一過程，歷史學者藉由專業化與醫療化的概念來說明醫師如何伸張其專業技能〔參見〈專業化〉〕。

近現代時期對瘟疫的回應大多是由一般官員來執行，到了十八世紀，由於衛生的政治重要性提高，醫療人員因而獲得更大的影響力。德語區的新規定要求行政當局必需聘任負責公共衛生的醫官（physicus）；法國與匈牙利則建立了醫療官員的網絡。皇家醫學會（Société Royale de Médecine）體現了法國對醫學的強調，其成員以公共衛生為手段來擴張醫學的領域及其影響力。英國1840年代成立的醫療協會和壓力團體以及衛生官的任命，都對推動改革起了重大作用。麥克斯‧約瑟夫‧德‧佩騰柯佛（Max Josef de Pettenkofer）於1865年成為德國第一位衛生學教授，開創出日漸由專家取得公共衛生領導地位的新情境；他更在1900

年創設由醫學專家組成的衛生顧問委員會。對專家的日益倚重是治理的大趨勢之一，在十九世紀其他方面的專業化也很明顯。這可清楚見諸成立專業團體，試圖在公共政策中扮演更重大的角色；學院職位的設置和設立衛生學的專業資格亦是如此。根據此一說法，公共衛生改革、隨後的細菌學（詳下文），以及衛生官員在道德狀況與身體狀況之間所建立的關聯，使得醫療團體能將其權威施展在社會與個人身上，並在公共領域聲言其主張。在二十世紀，隨著公共衛生政策把焦點放在高風險團體、公共衛生專家對包括學校在內的各種機構施展影響力，加上對提倡生育或是性病問題等的社會與政治關切，醫界得以鞏固其權威。

然而，必須謹慎看待所謂醫師很快就能主導政策的說法。瑞典的醫療人員人數過低，以致十九世紀晚期之前的醫學政策仍由一般官員所掌握。在法國和德國也可以看到同樣模式；而查德威克在英國限制了醫學對早期相關立法的影響。中產階級對於都會環境是否需要改革的認知，通常要比醫學觀點來得更為重要。政策大多由公務人員所主導，而當局也不願將控制權交給醫療人員；後者的社會地位在當時還不是很穩固〔參見〈專業化〉〕。即使到了十九世紀晚期，英國以外的國家，醫療人員很少有全職的職位，他們的待遇通常很差。直到細菌學興起，醫療人員才取得對政

策更大的影響力。

強調醫學專家與專業化，則低估了其他行動者對公共衛生的重要影響。飲水與食物的分析師、衛生訪視人員、調查員、工程師和疫苗接種師等新的衛生官員獲得聘任，並負起公共衛生工作的責任。他們的影響力範圍相互重疊而彼此競爭，這導致了和醫生的緊張關係。記者和社會評論家經常深入貧窮地區，並在出版品中揭露其駭人狀況，而有助於刺激改革。政府經常和社團合作，其中不少社團提供女性參與公共領域的管道，這可清楚見於1890年之後防治結核病與性病的努力以及嬰幼兒福利的推動。但在此同時，公眾也對公共衛生政策提出抗議，某些社團反對改革，例如英國的反對疫苗接種運動，或是反對管制賣淫和性病。雖然醫療人員也參與這些行動團體，並試圖取得某些政策領域的權威，但我們不宜只用醫療化或專業化的角度來看待公共衛生。

✦ 衡量進步：1850-1914 ✦

衡量十九世紀公共衛生的影響，焦點主要放在死亡率的降低，並視之為進步的指標。從十九世紀後期開始，全歐洲的死亡率都降低了。儘管嬰兒死亡率仍舊居高不下，但平均壽命提高，西歐大部分地區已經

撲滅了霍亂，而其他傳染病的流行程度也已降低。傳
染病的衰退可以見諸英格蘭和威爾斯的粗死亡率（參
見表12.1），巴黎因為飲水與食物傳染的疾病所造成的
粗死亡率，在1854年到1889年之間大約降低了百分
之七十五。

　　湯瑪斯・麥基旺（Thomas McKeown）在《現代人口
的成長》（*The Rise of Modern Populations, 1976*）一書否認醫

表12.1 ——— 英格蘭與威爾斯的傳染病，1848-1910：
每百萬名男性（所有年齡）平均年死亡率的改變

	1848–1872	1901–1910	改變的%
傳染病（全部）	7,517	3,282	-56
結核病	3,432	1,902	-46
猩紅熱與白喉	1,341	289	-78
傷寒與類傷寒	899	110	-88
天花	299	16	-95
麻疹	435	328	-25
百日咳	471	255	-46
流行性感冒	68	216	+318
霍亂	231	0	-100
痢疾	81	9	-89
腹瀉與其他腸炎	1,102	874	-21

註：疾病分類是根據當代的看法。
來源：統計總局（Registrar-General's Office）

學的角色，認為關鍵在於營養的改善，此一觀點隨後遭到挑戰。賽門‧史瑞哲（Simon Szreter）在《醫學社會史》（*Social History of Medicine*, 1988）這本期刊的第一期發表極具影響力的文章，主張麥基旺低估了衛生改良的重要性，其他的修正主義者隨之支持這個看法〔參見〈疾病〉〕。雖然歷史學者注意到生活水準改善與社會穩定性增加對健康的作用，但他們大多還是接受修正主義者的命題，即衛生改良的重要性。飲水供應與污水排放的品質改善降低了傳染病的流行，因糞便污染飲水和食物而傳染的疾病在1870年之後快速減少。此外，更好的水的供應和污水排放，使得城市居民可以實踐個人衛生觀念，其所帶來的行為改變對罹病率和死亡率有重要影響。其他的公共衛生措施，像是建立隔離醫院和消毒，也限制了傷寒或天花這類傳染疾病的傳播。

進步並不平均，出現強烈的區域模式。雖然在1870年之後，歐洲所有地區都經歷了流行病學轉型，但在西歐和東歐則出現了斷層。東歐仍舊有傳染病高罹患率的問題，例如俄國的嬰兒死亡率仍居高不下，而鄉村人口仍面臨疫情規律地來報到。此等狀況則和英國與普魯士大不相同。這種差異不僅限於東歐，義大利生產稻米的鄉村地區，其生活與工作環境使得瘧疾在1920和1930年代仍居高不下。

改革的程度依舊分歧。國家的介入也受到一些因素的影響：官員的經歷、地方的壓力和資源、問題的嚴重程度以及意識型態。不同的國家、地區與城鎮有相當大的差異。雖然到了1914年，俄國的城鎮當局已經戲劇性地改善衛生條件，特別是設置隔離醫院和消毒，卻仍舊偏好便宜而非乾淨的水源。德國接受公共衛生的過程則相當緩慢，1866年的霍亂流行促使比較富裕的城鎮清潔其都會環境，而國內與國際的衛生會議則鼓舞了衛生運動，但直到1890年代，許多德國城市改善都會環境的努力仍不多。德國的狀況並不奇特，許多國家要到十九世紀最後十年，隨著健康服務的改組和實施新的衛生設施，才出現更多的介入。

無法單以威權國家與自由派政府之別來解釋這種差異。缺乏政治共識或是政治上的分歧會形成障礙，而阻擾了必要而完整的衛生設施，十九世紀上半的英國因為社會─政治對立造成改革的障礙，就清楚顯示了這點。第三共和（1870-1940）的法國也有同樣的特徵，效率不佳加上彼此競爭的團體施加壓力，導致政府不穩定而限制了公共衛生行動。財務也是常見的問題，例如在俄國，地方政府有限的稅基成為公共衛生計畫的障礙。在其他地方，納稅人抗拒昂貴的衛生措施，而侷限了公共衛生的成就。雖然有些城市積極處理衛生問題，但有些城市則不願意為此花錢。

即便想要介入，該怎麼做也不是那麼簡單明瞭。克里斯多福・翰林（Christopher Hamlin）對英國四個地區的重要研究顯示，技術和法律的複雜讓許多地方當局困惑挫折，而感到十分戒懼。[1]地方的權力也不見得足以解決地方的問題。1901年關於威爾斯城鎮馬蒂爾・泰菲爾（Merthyr Tydfil）的報告解釋：「衛生視察員不斷指出過度擁擠的狀況，但在大多數情況下卻無法建議該如何做，因為被趕出去的人會無家可歸」。[2]進一步而言，對衛生問題的回應有其地理特性和階級面向。改革的語言指向窮人習性、強調過度擁擠和不衛生地區所帶來的危險；然而，貧窮地區不見得能獲得和富裕地區同樣的保護。早期改革運動的認知有其侷限，而只專注於基礎建設工作，像是興建污水下水道或是改善飲水供應。衛生當局採行滿足地方需求的政策，然而工作的負擔相當可觀，尤其是那些只有兼職衛生官員的地區。

在此同時，公共衛生設施受到阻抗。俄國的醫學社群對於改革意見分歧，而限制了行動。法國和英國的一般科醫師則對衛生政策有所疑慮，擔心公共

1　Christopher Hamlin, 'Muddling in Bumbledome: On the Enormity of Large Sanitary Improvements in Four British Towns, 1855-1885', *Victorian Studies* 32 (1988), pp. 55-83.

2　*Twenty-Sixth Report on the Sanitary Condition of Merthyr Tydfil* (1901), p. 8.

衛生的做法會讓他們失去付費的病人。除了這些分歧
之外，由於恐懼政府實施強制措施，還出現了積極的
抵抗。政府對健康和清潔等事務的干涉，很容易被認
為是對個人權利的侵犯。這樣的關切可清楚見諸民謠
與激進報紙對衛生改革的反應，以及對英國疫苗接種
法案的反對，其所表現出來的是對強制措施的根本敵
意。此種反對反映了自由派如何看待國家干預個人生
活的界線，並對公民權的性質提出討論。不過對於改
革或個別措施的敵意也不僅限於意識形態。商人反對
檢疫措施，害怕傳染的地方居民則抗拒隔離醫院的興
建。試圖改變個人習慣或商業做法的衛生改革，同樣
會引起抵抗。

因此，必須探問公共衛生措施的影響和程度。區
域和地方的差異，使得大多數衛生改革與干預通常僅
限於處理有關傳染病的問題，這使得其他領域常被忽
略，投資的重點則是要打造清潔有序的外觀。考量此
節討論的各種因素，就可看出公共衛生的進步是走走
停停的。

✦ 細菌學與公共衛生：1880-1914 ✦

歷史學者宣稱十九世紀最後二十年是細菌學的
年代，影響健康的因子被區別為社會狀況、環境狀

況，以及科學所能探究的因素，並以新的方式將科學應用在公共衛生上。細菌學帶來的希望包括發現傳染病的病因、診斷的改良以及透過治療來控制疾病。這使得風險人口以及可能成為帶菌者的個人之社會行為，日益成為關注的焦點。德國科霍與其研究團隊證實結核病是種傳染病；法國巴斯德對炭疽熱疫苗的研究，似乎決定性地斷定了個體在疾病傳播中所扮演的角色，以及醫學介入的能力〔參見〈醫學與科學〉〕。其結果是公共衛生的努力從具有包容性的預防醫學措施，轉變為更具排斥性而且把焦點放在致病因子上，進而創造出新的干預意識型態，並且在歐洲國家擴張其福利機構的同時，提高了醫學專家的權威。在剛統一的德國以及第三共和的法國，這點最為明顯，細菌學正當化公共衛生措施的延伸。透過一系列政策，強調通報、隔離與消毒等作法，使得主要的行動焦點不再是環境，而是人群。實驗室的診斷以及細菌學研究所引進的疫苗，更助長了這樣的發展。過去的衛生做法因此被降級，得到細菌學支持的新行動則主導了公共衛生。

　　細菌學為既有的衛生措施提供一套準則，重新強調對個人進行隔離與消毒的重要性。細菌學提供了辨認致病微生物的辦法，其所提出的願景是透過隔離來進行預防與治療。其所提議的解決方案較為便宜，

對行政當局很有吸引力，而且不須對社會經濟進行干
預。例如，因應性病與結核病的立法把焦點放在人傳
人與隔離受傳染的個人。英國和法國引進新的措施，
規定某些傳染病必須通報。政府建立起醫學檢查與家
庭訪視的體系，以及在港口和鐵路為來自東歐的移民
設立特殊的衛生設施，目標是疾病帶原者。國家設立
新的公共衛生實驗室來進行檢驗與研究。此一過程的
最佳範例，是把巴斯德的理念予以制度化的法國；從
1880年代開始就設立了市立的實驗室，以及一系列
的巴斯德研究所作為研究與訓練的中心（第一間巴斯
德研究所於1888年設立於巴黎）。細菌學也提供新的
療法，例如，於1894年引進了白喉抗毒血清，而類
傷寒的疫苗則在1896年發明。研發出新的血清並展
開大規模的疫苗接種計畫，例如法國在1924年以及
瑞典在1927年，都實施肺結核疫苗接種。

　　儘管診斷的創新以及白喉抗毒血清等治療藥劑的
價值受到重視，但細菌學並未突然地改變公共衛生。
它為既有做法提供一套新準則，但是貧窮這類非特
定、無法解釋的疾病原因，仍然讓人感興趣。不同國
家擁抱新科學的方式也不一樣，它在法國與德國得到
公眾支持與投資，但1890年代之前英國醫學界對細
菌學的價值缺乏共識，而許多衛生官員仍舊堅定支持
流行病學和衛生學。即便在法國，醫療人員對巴斯德

與細菌學的反應，也視其效益而定。醫界反應不一：一般科醫師通常不信任細菌學，而此一模式在歐洲各地也是如此。細菌學早期所提出的允諾，實現相當緩慢。反對疫苗接種的情緒，如蕭伯納（Bernard Shaw）的戲劇《醫師的兩難》（The Doctor's Dilemma, 1916）所呈現的反疫苗情緒，揭露出民眾和專業之間的緊張關係。疫苗的生產遭遇到困難，原本被當成結核病奇蹟藥物的結核素（Tuberculin），最後卻失敗，也揭露出細菌學的極限。[3]

細菌學知識並不意味著舊觀念被拋棄。以水污染和土壤污染為基礎的局部流行病學知識依舊持續存在，因為它們提供了可信的解釋與在地行動的架構。衛生措施在英國帶來改善，許多衛生官員只是將細菌學知識添加到舊有的傳染病傳播觀念，而創造出一套亂槍打鳥的做法。致病的微生物存在於人體與場所，因此以控制衛生和環境的方式來加以處理便顯合理。雖然出現一套關於如何介入的新語言，但目標通常依舊通同。採用的往往是混合式的措施，例如英國對霍

---

3 〔譯注〕結核素是科霍用甘油從結核桿菌萃取出來的藥物。科霍在1890年宣佈結核素可以治療結核病，引起熱烈反應，但後來發現並無確切療效。關於這段歷史，可參閱 Christoph Gradmann, *Laboratory Disease. Robert Koch's Medical Bacteriology* (Baltimore: John's Hopkins University Press 2009), pp. 115-154.

亂的反應焦點放在防止帶原者入境，以及針對有利於
霍亂傳播的環境條件。因此，公衛推動者與改革者在
思考時，仍繼續倚重結構性公衛改革、個人責任、衛
生與道德等觀念。對1918-1919年流行性感冒全球大
流行的反應，顯示傳統方法往往能提供官員更有效的
行動工具。

　　因此，細菌學的貢獻是混雜不一的。細菌學促進
了關於疾病病因與傳播的新知識，但其帶來的好處則
不那麼明顯，而傳統的公共衛生與流行病學做法仍有
其重要性。細菌學也不是唯一鼓勵把重點放在個人身
上的解釋方法，下一節將指出，其他潮流也鼓勵把焦
點放在個人身上。

✦ 退化與優生學 ✦

　　當社會正窮於應付工業化、階級分化與衝突，並
且在偏愛科學的知識環境下對政府介入的需求日益升
高；與退化、國家競爭力和優生學等觀念相關的科學
理論與社會理論，其出現被認為是二十世紀的歐洲
現象。納粹德國（1933-45）施行的種族衛生學政策揭
露之後，和優生學有關的觀念成了人人避之唯恐不及
的骯髒字眼；然而，對退化與優生的關切在當時的確
延伸到其他的改革運動。以這種方式檢視退化與優生

學，會浮現一幅令人不安的圖像，描繪出科學觀念與
對生物適應的關切，如何影響當時的思想和公共衛生
運動。

在關於退化與優生學的辯論當中，認為都市化會
敗壞身體健康與道德健全的觀念，具有無比的重要
性。我們之前討論過，這些觀念並不新穎，他們出現
在十八世紀的法國與俄羅斯，而在十九世紀中期成為
普遍的泛歐洲現象。他們的基礎包括：某些疾病漸漸
被認為是遺傳的，以及早期公共衛生改革者將貧窮與
社會環境連結在一起的修辭。達爾文關於演化的爭議
性觀念，為這些想法添加新的面向，並為其他人所利
用。他的選擇理論呈現在《人類的起源》(The Descent of
Man, 1891) 一書，而他的表弟嘉爾頓 (Francis Galton) 進
一步發展此說。嘉爾頓宣稱，若天擇不再淘汰現代社
會的不適者，造成的後果將是人口遺傳不良和疾病增
加。隨著1870年之後出現對都市化不良後果的恐慌，
加上對科學管理社會的能力信心增加，以致這些觀念
廣泛流行。社會達爾文主義者警告，都市化會對種族
的未來造成不良影響，社會調查則指出底層階級健康
不良，而讓許多人備感威脅。遺傳概念加上道德範
疇，結合對行為的看法，使得生病的窮人成為威脅生
物秩序、社會秩序與道德秩序的代罪羔羊。軍事上的
挫敗——像是義大利在東非的戰事——以及出生率的

降低，被利用來正當化這些恐懼。退化論提供一套語言，說出關於遺傳、健康，以及都市化與民主化帶來動盪所引發的憂慮，並將恐慌的焦點放在國族未來的健康。

二十世紀大多數歐洲國家出現的優生學運動，便表現出上述觀念。優生學既是社會運動也是科學。雖然不同國家的運動各自有其特定的組成，但也有共同的特徵。優生學可粗略分為「消極的」（negative）與「積極的」（positive）措施。遺傳觀念的合理推演，是要防止負面的特性傳遞給下一代，這是消極的優生學。於是，為了保護下一代，消極的優生學便提出「先天遺傳比後天環境改善更重要」的論點。「積極的」優生學則主張，採取政策來促進一個更強壯、更健康的社會。因此，優生學是透過控制生育或控制環境來改良國族與種族。然而，對優生學做這樣的評估，預設了一套一致的意識形態。單就國族的層次而言，優生學就涵蓋了許多互相衝突的目標、觀念與政治觀點。優生學的特點就是一套複雜的科學議題與政治議題，彼此之間經常存在著緊張關係，難以清楚分疏。這使得共識取得不易，而明確的政策也往往難以產生。

儘管退化論與優生學理論伴隨著大量宣傳，但優生學的相關立法相對而言卻很少見〔參見〈健康照護

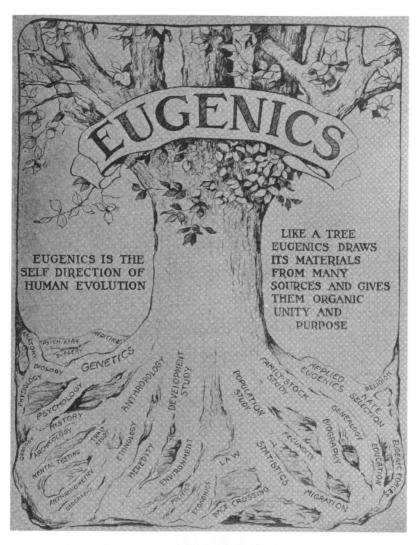

圖12.1 ———《優生學和其他科學的關係》(*The relation of eugenics to other sciences*)。
這幅插畫來自1932年八月在紐約的美國自然史博物館 (the American Museum of Natural History)
舉行的「第三屆國際優生學大會」(the Third International Congress of Eugenics),
圖像顯示優生學之「樹」以及影響其成長的觀念與學科。
圖像來源:Wellcome Library, London。

與國家〉〕。英國重要的醫療官員都反對負面優生學的
措施，而支持完整的健康照護，1904年的《跨部會
委員會對體能惡化的報告》（*Report of the Inter-Departmental
Committee on Physical Deterioration*）雖然常被視為英國退化
論思維的高峰，卻主張使用社會與環境的改良措施
來提升整體健康狀況。然而，退化和出生率降低所
引起的恐懼，確實影響了公共衛生與健康改革運動
的語言。儘管很容易可以指出這些觀念在納粹德國
達到高峰；然而，它們在大多數的歐洲國家提供了
醫師一套強而有力的修辭，讓醫師結合原本對於都
市化與嬰兒死亡率的關切，來推動更進一步的公共
衛生措施。例如瑞典的案例就顯示，醫師使用這些
論點來取得制定健康政策的關鍵角色。法國、義大
利與西班牙都很明顯地利用退化論與優生學的論述
來為公共衛生服務。它塑造了婦幼保健的提供〔參見
〈婦女與醫學〉〕，影響了控制性病與結核病傳播的措
施，形塑了1920與1930年代鼓吹節制飲食、運動、
日光浴與個人清潔的健康改良運動，也影響了健康
教育，以及地方因應都市生活方式所帶來之危險的
做法。下一節將指出，二十世紀公共衛生所涵蓋的
範圍，並不僅止於這些關切。

✦ 重新界定公共衛生：1919-2000 ✦

1920與1930年代被描繪為國家醫學的新紀元〔參見〈健康照護與國家〉〕。若說在1880年代，國家只扮演很小的角色，那麼到了1920年代，政府在醫學專家和中央健康部門的引導下，涉入健康照護提供的程度日深。在1918-1919年的流行性感冒全球大流行復原之後，預防與控制疾病的信心增加，隨著新管制架構的採用，焦點不再聚集於傳染病，而是人口的整體健康以及性病與結核病等社會疾病。這帶來一個問題：大多數二十世紀公衛史的研究都專注於國家福利，偏好研究促進生育或是預防結核病的措施，而忽略了公共衛生本身。至於那些受到女性主義與傅柯式社會控制概念影響的學者，就把上述努力概括為一則監視與社會規訓變本加厲的故事，其典型範例就是性病防治。

在1920年代，公共衛生具有更強的國際面向。雖然國際主義已出現在十九世紀晚期關於檢疫的價值與疾病控制措施的辯論，到了1918年之後則成立了由專家任職的新國際組織。剛成立的國聯（League of Nations, 1919/20-46）努力的重點之一是疾病預防，這還得到美國洛克斐勒基金會（Rockefeller Foundation）可觀的支持。1920年設立了流行病委員會（Epidemics

Commission），以便在疫病爆發時協調各國，也在1925
年於日內瓦和新加坡建立起更多的監測服務。國聯為
公共衛生工作者出版專書，並從事霍亂、狂犬病與結
核病的疫苗研究，還組織全國性的疫苗接種計畫；並
於1920年代熱切推動撲滅瘧疾，以及對熱帶疾病的
研究。洛克斐勒基金會這個慈善機構有它自己的規
劃。它偏好以國家為單位的預防措施，這點明顯見諸
它在1916年到1926年間對法國結核病預防運動的支
持。洛克斐勒基金會也對中歐做了大量投資，試圖移
植美國式的公共衛生模式，目標在於流行病的預防而
不是防堵。

　　雖然歐洲國家常怨恨國聯或洛克斐勒基金會的指
令，但在國家的層次上，隨著此一大業的延伸，以及
1919年之後的民族自覺運動和民主化運動的推展，而
建立了更多推動公共衛生的機構。例如，波蘭在1918
年成立了公共衛生部，兩年後法國成立了「衛生、救
助與國民保險部」。隨著政府擴充公共衛生計畫，逐
漸將人口健康的提升視為重點，雖然這受到既有的基
礎建設所限制。蘇聯（1922-91）對公共衛生進行大量
投資，透過清除沼澤、取得新生地和治療計畫來對抗
瘧疾。牛痘的預防接種改為強制，也透過診所來對付
結核病與性病。雖然其他歐洲國家的改革沒有持續那
麼久，但隨著積極保健的觀念取得政治重要性，公共

衛生與國家醫學的界線也就日漸模糊。這在人民陣線
（Popular Front, 1936-38）統治下的法國最為明顯。

　　桃樂絲‧波特（Dorothy Porter）認為，這些公共
衛生的新做法有個重要要素，那就是社會醫學（social
medicine）。她認為，社會醫學的支持者致力於將種
種預防做法納入有關國家之社會福利角色的國際辯
論。[4] 就概念而言，蘇聯試圖廢除預防醫學與治療醫學
之間的差別，影響社會醫學甚深。蘇聯的觀念影響了
整個世代的公衛知識分子，在比利時、德國、法國和
英國出現各種努力，要將社會醫學制度化。在納粹德
國隨著種族衛生取得主導地位，而採取了不同的做法
〔參見〈健康照護與國家〉〕。

　　然而，公共衛生的基礎建設經常沒有多大改變。
在1914年前夕，公共衛生仍被認為是地方政府的職
掌。資本投資經常花在地方當局已經有所投資的地
方，例如，婦女、兒童與嬰兒的福利，或是結核病的
診所與療養院，而較少擴充其他的服務。若說1920
和1930年代的公共衛生計畫是1914年之前做法的延
伸，新的基本原理則是根據細菌學和社會衛生學而發

4　Dorothy Porter, 'From Social Structure to Social Behaviour in Britain
　　after the Second World War', *Contemporary British History* 16 (2002),
　　pp. 58-80.

展出來。這為機構與衛生專業人員的網絡提供努力的
目標,這點可清楚見諸防治結核病的大量投資。

到了 1920 年代,對流行病的控制已成常規,而
辨認、隔離與疫苗施打成為國家衛生計畫的重心。這
時展開了大規模的疫苗施打計畫,預防天花、白喉與
破傷風的疫苗施打成為常態。在工作場所開始透過醫
療篩檢、更好的衛生措施與廚房餐廳,來使工廠更有
效率與更健康。設立診所來提供服務社區或特定團體
的各種檢查制度,這點特別見諸對嬰幼兒診所的投資
〔參見〈婦女與醫學〉〕。這些設施夾雜了對於社會經濟
匱乏的關懷以及醫療與教育政策,並訴諸環境觀念以
及將嬰兒死亡率歸咎於無知母親的修辭,這在針對窮
人時特別如此。除此之外,還針對兒童在學校設立醫
療服務。其他(包括慈善與地方當局的)服務則有推
廣運動、社會俱樂部和其他的體能活動,以促進健康
的身體與習慣。

這時推動新的做法並重新界定舊的做法。這點可
見諸英國、法國與德國對結核病防治計劃的實質投
資。法國率先採用結核病診所,德國則將焦點放在療
養院。這三個國家都建立起機構網絡,由檢查人員、
健康教育以及護理計畫來加以支援。這些機構的努力
重點常是預防性治療,這可見諸法國國家社會健康署

的工作，或是義大利的瘧疾防治運動。當時認為健康是個人和市民的責任，鼓勵對健康教育的投資，而這些教育很多都針對女性。健康教育強調了體能文化與健康的重要性，並製作了廣播節目與影片，指出衛生、營養、居家整潔與工作都是關鍵因素〔參見〈疾病〉〕。

　　二次大戰（1939-45）後對健康照護進行可觀的投資〔參見〈健康照護與國家〉〕。雖然隨著公共衛生的社會與政治支持度降低，這些投資轉而偏好醫院醫學，但至少在戰後初期仍舊推動傳統政策。戰時經驗突顯了疫苗接種的價值，而啟動的新計畫則獲益於藥廠研發百日咳、小兒麻痺和天花等傳染病疫苗。隨著盤尼西林的引進，抗生素的發展轉變了對結核病和其他傳染病的處理方式。還有其他針對疾病預防的努力，例如：用DDT殺蟲劑來對付瘧疾就是明顯的例子。雖然延續性仍舊存在，像是清理貧民窟或是防止環境污染，例如：英國對於濃煙污染的反應就是明顯例子，但公共衛生受到重新界定。隨著慢性疾病取代傳染病而成為主要的關切，在強調長期風險與生活習慣的脈絡下，教育受到重視，焦點則轉移到社會行為〔參見〈疾病〉〕。

　　到了1960年代晚期，公共衛生走到了十字路口。對於生物醫學的大量投資使得焦點從預防醫學轉變為

治療醫學。生物醫學表面上的成功，使得傳染病研究的重要性被貶低，並出現以人口為基礎、對慢性病更感興趣的研究〔參見〈科學與醫學〉〕。公共衛生的重要性降低了，官員日益擔任協調非機構性服務（non-institutional services）的管理角色。社會福利改革、人口老化，以及對生活習慣與疾病之關聯的流行病學研究，使得公共衛生扮演的新角色，必須和當代對抽煙等單一議題的重視以及個人責任的觀念，更加協調一致。以風險與生活習慣為焦點的新議程主導了公共衛生，部分原因是為了回應關於抽煙的辯論，以及在政策上採用實證醫學（evidence-based medicine）的結果。隨著健康照護的費用節節高升，重點便放在鼓勵健康的生活習慣。在這個過程中，公共衛生專家的傳統角色遭到侵蝕，而採用新的媒體技術，透過限制廣告與稅捐（像是香煙捐）來鼓勵健康行為。

在1980年代，對於愛滋病全球大流行的恐懼，以及國際對環境議題的重視——世界衛生組織的健康城市（Healthy Cities）計劃是重要的代表——重新燃起關於公共衛生性質的辯論。雖然十年之前就已經更加強調基層醫療照護，投入更多健康教育經費，然而，自由、隱私與強制之間的衝突，凸顯在對愛滋病的反應裡。二十一世紀對SARS（Severe Acute Respiratory Syndrome）的行動，進一步提出在個人權利與社區健

康安全之間如何取得平衡的問題。像肥胖這類和生活習慣有關的疾病，不僅帶來新的挑戰，也再度引發教育上的努力。結核病和性病的重新浮現以及狂牛病（BSE）這類新威脅的出現，必須要有新的回應；不過，真正讓疾病防堵的觀念與公共衛生之角色重新引起注意者，是對流感全球大流行的恐懼。

　　思考強制、自由與隱私等理念以及健康教育等相關問題，讓我們能夠將二十一世紀的公共衛生放在一個更長的歷史之中。雖然十九世紀那樣的公共衛生工程計畫已經較少見了，但公共衛生仍舊引起爭議，並且受到國際、國內、區域、政治、社會經濟以及專業的因素所影響。

進階讀物

❖ George Rosen, *From Medical Police to Social Medicine* (New York: Science History Publications, 1974) 仍舊是對公共衛生的經典研究。

Dorothy Porter, *Health, Civilization and the State: History of Public Health from Ancient to Modern Times* (London: Routledge, 1999) 探討公共衛生與福利的性質，提出廣泛的綜述。

❖ 關於瘟疫，Paul Slack, *The Impact of the Plague in Tudor and Stuart England* (Oxford: Clarendon Press, 1990) 是開創性著作。

Carlo Cipolla, *Fighting the Plague in Seventeenth-Century Italy* (Madison, WI: University of Wisconsin Press, 1981) 以及 John Alexander, *Bubonic Plague in Early Modern Russia* (Oxford: Oxford University Press, 2003)，則分別探討義大利與俄國的反應。

❖ 在注意到廣泛的公共衛生議題之餘，Annemarie Kinzelbach, 'Infection, Contagion and Public Health in Late Medieval and Early Modern German Imperial Towns', *Journal of the History of Medicine and Allied Sciences* 61 (2006), pp.369-89 對地方層次的公共衛生提出洞見。

❖ 關於霍亂的影響有相當多的研究文獻，Margaret Pelling, *Cholera, Fever, and English Medicine 1825-1865* (Oxford: Clarendon Press, 1978) 專注探討理論辯論。

Richard Evans, *Death in Hamburg: Society and Politics in the Cholera Years 1830-1910* (Oxford: Clarendon Press, 1991) 檢視社會面與政治面。

Peter Baldwin, *Contagion and the State in Europe 1830-1930* (Cambridge: Cambridge University Press, 2005) 對於傳染病如

何影響歐洲公共政策，提出比較的視野。

　　Ann La Berge, *Mission and Method* (Cambridge: Cambridge University Press, 1992) 探討十九世紀初法國的公共衛生。

❖ 關於維多利亞時代的英國，Anthony S. Wohl, *Endangered Lives: Public Health in Victorian Britain* (London: Methuen, 1983) 是好的入手點。

　　至於更詳細的研究，Christopher Hamlin, *Public Health and Social Justice in the Age of Chadwick: Britain 1800-54* (Cambridge: Cambridge University Press, 2009) 是對早期公共衛生運動最好的考察。

　　Anne Hardy, *The Epidemic Streets: Infectious Disease and the Rise of Preventive Medicine 1856-1900* (Oxford: Clarendon Press, 1993) 敏銳分析了主要致死疾病在英國的傳播與對人口的影響。

❖ 關於歐洲國家的著作較少。Dorothy Porter (ed.), *The History of Public Health and the Modern State* (Amsterdam: Rodopi, 1994) 提供容易入門的綜覽。

　　Manfred Berg and Geoffrey Cocks (eds), *Medicine and Modernity: Public Health and Medical Care in Nineteenth- and Twentieth-Century Germany* (Cambridge: Cambridge University Press, 2002)、N.E. Christiansen and K. Petersen, 'The Nordic Welfare States', *Scandinavian Journal of History* 26 (2001), pp. 153-56，以及 David Barnes, *The Great Stink of Paris and the Nineteenth-Century Struggle against Filth and Germs* (Baltimore, MD: Johns Hopkins University Press, 2006) 則是較為詳細的研究。

❖ 關於公共衛生的影響，最好的入手處是 Simon Szreter, 'The Importance of Social Intervention in Britain's Mortality Decline, c.1850-1914: A Reinterpretation of the Role of Public Health', *Social History of Medicine* 1 (1988), pp. 1-37。

　　雖然探討性別的研究不多，但 Alison Bashford, *Purity and Pollution: Gender, Embodiment and Victorian Medicine* (Basingstoke: Palgrave Macmillan, 1998) 提出相當具反省力的說法。

❖ 關於二十世紀的著作較少，與國家福利及優生學相關的討論，讀者應該參考第十三章的進階讀物。Paul Weindling (ed.), *International Health Organizations and Movements, 1918-1939* (Cambridge: Cambridge University Press, 1995) 探討國際組織的公共衛生角色。

健康照護與國家

HEALTHCARE
and the STATE

歷史學者常宣稱歐洲國家依循相似的演化路徑，其福利模式最終殊途同歸。關於國家健康照護的擴張的一種看法是：十六世紀以來快速的人口成長，使得中世紀時期所建立的福利機構無法負擔，促使國家進一步干預。1950年代的研究強調良善的進步，1960與1970年代的歷史學者則探討歐洲政府針對工業化所衍生的種種問題，如何以漸趨中央集權的福利政策作為實用的解決方案。學者注意到，福利和政府的成長與自由主義的相對力量有關；國家對健康照護的介入則關係到福利資本主義（welfare capitalism）的發展。就此觀點而言十九世紀社會福利的成長，牽涉到的是德瑞克・佛萊塞（Derek Fraser）在《英國福利國家的演化》（*The Evolution of the British Welfare State*, 1973）所提到的「工業化的邏輯」及其所帶來的社會變動，以及家庭與社區之間緊密關係的瓦解。這種研究取向認為，政府日益關心人群的福利而使社會發展逐步進展開來。

這樣的說法有些問題。它無法解釋像瑞典這類工業化程度較低的國家，為何也發展出類似的福利系統，雖然認為福利模式殊途同歸、最後臻至福利國家的說法，強化了現代性乃大勢所趨的觀念。說出不一

樣的國族故事是有可能的，但正如彼得・鮑德溫（Peter Baldwin）在《歐洲的傳染病與國家》（*Contagion and the State in Europe*, 2005）所清楚指出，福利史不能被化約為干預主義與自由放任、或是威權主義與自由主義的二元對立。學者已經跳脫了國族敘事以及福利政策所隱含的預設，而強調中央政府與地方政府之間的脆弱關係，以及地方擁有相當可觀的積極作為空間。他們檢視國族文化、階級關係的變遷、國家形構的性質以及醫學專家的角色，來解釋現代國家參與健康照護的深化。這帶來了更為複雜的社會政策史，其所分析的主題包括性別、優生學與專業化，以及福利國家和現代性的關係。對傅柯的追隨者而言，福利代表的是規訓的工具，第一個規訓的對象是不正常者和窮人，接著是整個社會體。若說1980和1990年代盛極一時的社會規訓典範，有時高估了醫療權威和國家權力對社會的滲透程度，卻也鼓勵歷史學者檢視國家和醫療權威的高漲有何關聯。

然而，國家影響力的影響層面究竟有多大，也很難說，因為它不僅限於機構提供的醫療照護或是健康保險。例如，歐洲政府就積極涉入殖民醫療和軍事醫療〔參見〈醫學與帝國〉以及〈醫學與戰爭〉〕；又如立法管制墮胎和醫療人員證照，也使國家涉入醫學辯論和醫療實作〔參見〈專業化〉〕。有關濟貧和國家涉入醫療

照護的史學研究也是錯綜複雜。對護理與專業化的史
學研究借助市場的概念，強調政府對於訂定證照要求
相當遲疑〔參見〈護理〉與〈專業化〉〕。對公共衛生的研
究則將國家干預的增加歸因於疫病、醫學知識的變化
以及專業權威的提高〔參見〈公共衛生〉〕。國家醫學或
公共醫學在 1939 年之前通常指的是公共衛生，但醫
學社會史學者從更廣泛的角度看待公共醫學，指出社
會的醫療化，以及醫學專家與國家從十九世紀晚期開
始取得日益高漲的權威來界定正常與病態。以生命政
治（biopolitics）為旨趣的研究認為，二十世紀醫學結
合了國家的強制面而創造出新的權力領域；由於蘇聯
（1922-92）與納粹德國（1933-45）的公共醫學帶有更加
威權強制的色彩，對這些國家所推動之社會工程的相
關研究，可以清楚見到生命政治的研究取徑。

本章所要處理的不是政府如何規範醫療〔參見〈專
業化〉〕或處理衛生問題〔參見〈公共衛生〉〕，而把焦點
放在十八、十九與二十世紀，檢視國家所擔任的健康
照護角色。由於歐洲國家對福利的界定與干預雖有其
相似之處但也有重要差異，因此很難將不同國家的體
系化約為單一模式；然而，本章會勾勒出廣泛的趨
勢。本章不會只指出何時發生哪些重要改變，而是以
編年方式考察以下重要課題：為何歐洲政府開始涉入
健康照護？醫師具有何種程度的影響力？政治觀念、

干預的意識形態或社會與階級的壓力，在多大程度上
影響了國家？

✦ 國家、醫療與福利：1600–1870 ✦

　　歐洲國家的健康照護責任在十六與十七世紀與
濟貧體系關係密切，其動力反映在近現代國家規模
小、去中心化與斷裂的性質。醫療服務以濟貧為中
心，而且基本上是地方性，依賴地方資源，以窮人或
短暫留住者為主要對象，若是其他的受助團體會被要
求要自行支付醫療照護或醫藥的費用。供應來源是不
同機構與不同當局所組成的複雜網絡，包括教會、教
區、地方當局、慈善機構與個別的慈善捐贈者。瘟疫
與其它疫病所帶來的毀滅性後果迫使地方與國家中央
有所行動，建立隔離醫院以及引進檢疫制度和其他措
施〔參見〈公共衛生〉〕。例如面對定期來襲的疫病，維
洛納（Verona）的反應是創設一座濟貧院並且增收新稅
來幫助窮人。到了十七世紀初期，許多城市當局為窮
人發展出複雜而非正式的醫療救濟系統；提供的方式
包括進入機構接受照護，或是以發放式濟貧幫住在家
中的窮人提供醫藥、食物或醫療救助。正如義大利和
西班牙的例子所顯示，民政當局也管理共同的濟貧基
金和醫院基金會〔參見〈醫院〉〕；在其他地方，民政當
局聘用外科醫師、醫師及其他醫療者來治療窮人。教

區的紀錄顯示，生病的窮人通常受到具同情心的人道
對待，得以享有一些醫療服務。

　　歷史學者論稱，十六與十七世紀歐洲發生相當大
的社會經濟變遷，使得濟貧系統必須擴張。人口成長
與經濟擴張需要新的救濟方式，對遊民以及社會失序
的恐懼也影響救濟供應。正如第三章所指出，宗教改
革與反宗教改革創造出新的濟貧原則，以標舉宗教認
同並強化社區價值。因此濟貧系統不只是窮人人數增
加引起的焦慮反應，還混雜著經濟、道德與宗教的關
切，去區隔時運不濟「值得救助」的窮人與乞丐、妓
女等「不值得救助者」。

　　這些近現代源頭是十八世紀社會福利的濫觴，其
擴張關聯到資本主義與市場經濟的出現、城鎮的成
長，以及這所導致之社會與家庭支持網絡的崩解。人
口成長、社會流動性增加與工業化，當然會對「前一
工業時代」的經濟體系造成壓力；但正如上一章所指
出，對社會福利的關切也反映了對重商主義的興趣，
以及將人口視為國家繁榮的根源。「醫學警察」提供
一套規範原則，強調必須以衛生與其他福利作為強化
國家的工具，不只如此，啟蒙運動的人道主義、新政
治哲學與道德哲學也強調了政府干預的效用。俄國等
國家所採取的形式是開明專制，許多歐洲國家也逐漸

認為健康是政治力量與經濟力量的根本。

　　不同政府對同樣的問題有不同的反應，但大概有個模式。大致上是透過隔離醫院等專門機構、有限的機構性支持和發放式濟貧等措施，將焦點放在因應疫病〔參見〈公共衛生〉〕並且提供救助給生病的窮人。德國創造出由地方醫院、施醫局和康復之家（convalescent homes）所形成的網絡。路易十四治下的法國則以發放藥包和派遣醫藥人員來應付疫病，到了十九世紀則引進公家支持的醫院與公共救助方案。雖然英國的新濟貧法（New Poor Law, 1834）原本用意是遏阻人們申請救濟，但也演化出一套環繞著勞動收容所的機構化救濟體系。在1860年代的醜聞之後，[1]對於提供生病窮人醫療照護更加關注，而當時的人也開始稱勞動收容所的病房為公立醫院。新的立法允許設立獨立的濟貧法病院（Poor Law infirmary）以及推動醫療服務改善，即使這些機構通常只提供最基本的服務，但對於那些無法以其他方式得到醫療照護的人而言，它們仍舊成為最重要的醫療照護提供者。除了這些機構之外，許多歐洲國家聘用醫師來監督疾病預防措施或為窮人提供醫療救助。一般認為發放式救助比機構照護更有價

---

1 〔譯注〕英國醫學期刊《柳葉刀》（the Lancet）在1860年代刊出一系列文章，揭發勞動收容所病院惡劣的環境，引起相當大的關注。

值，例如法國在1794年建立起慷慨的公眾救助計劃，於每個行政區設置福利局（Bureaux de Bienfaisance），提供藥物並聘請醫師治療生病窮人。歐洲國家漸漸負擔起新的義務，包括疫苗接種計畫或是瘋人的照護〔參見〈精神病院〉〕，並且在醫療上扮演監督的角色。

歷史學者彼得・拉斯列特（Peter Laslett）提出「核心困苦」（nuclear hardship）的概念來解釋此一過程：十八世紀晚期與十九世紀核心家庭增加，此一轉變導致個人日益依賴正式的救濟系統。拉斯列特的假說讓人注意到缺少地方資源或家庭資源如何形塑濟貧與個人選擇，但它無法適用所有的歐洲國家。此一假說並沒有說出完整的故事。公家涉入醫療照護或為醫療照護提供經費，並非只是由需求所推動或是工業化的結果；歐洲國家在1750年代之後對赤貧現象開始感到不安，也改變了濟貧的態度改變。這些關切結合了改善國家效率的願望與降低濟貧成本的需求，繼而創造出一套救濟系統，其設計意在於施加社會控制與道德控制。對於傅柯學派而言，這些意圖創造出紀律良好而健康的主體之嘗試，是甚囂塵上的意識型態轉變的一部分，其目的在支持與延伸國家的控制。此過程常被舉出的例子，是1834年濟貧法修正法案（Poor Law Amendment Act）對英國濟

貧系統的改革，其設計以低於舒適原則²及勞動收容所的鑑定，來遏阻赤貧化並降低福利開支。德國引進的艾伯菲德體系（Elberfeld System）也激起了同樣的辯論，此一系統的目標是針對需求來提供照護以減少救濟開支，並鼓勵窮人重新工作。一般認為這些觀念導致收容式濟貧（indoor or institutional poor relief）的條件往往相當嚴苛或是貶低尊嚴。

我們可以在新濟貧方案的設立和國立機構的建置中，看到歐洲對於國力的關切。這些恐懼使得瑞典提出一系列偏重於急性病救治的措施。同樣的焦慮在法國也引發公共福利的辯論，但真正造成改變的是法國大革命（1789-99）；立法者試圖建立國家主導的福利體系。法國的改革透露出塑造福利方案的不同政治取向和價值觀彼此之間的緊張關係，平等和博愛的理想促成「視福利為權利或公共責任」的看法。但革命派的希望卻遭到抗拒國家干預者的反對，還受到經濟自由、財產神聖及強大的地方自主理念等觀念所限制。在法國及其他地方，強有力的自由放任觀念和對慈善機構的信心，都限制了國家的干預。

---

2 〔譯注〕低於舒適原則（less eligibility）指的是勞動收容所的生活條件，要比社會最底層工作的生活條件更差、更不舒適，以嚇阻窮人藉由進入收容所接受救濟來規避勞動謀生。

　　歷史學者在思考十九世紀濟貧的變遷與公共福利的性質時，強調國家立法和地方實施之間的張力，而地方層級是這些服務會如何發展的關鍵。在普魯士，一開始國家不願介入地方福利體系，相信地方提出的解決方案是最好的。在瑞典，他們認為教區應該為貧窮教友負責，這觀念於1847年在瑞典落實立法。城市與地方當局經常扮演引進保健服務的關鍵角色，這可見諸俄羅斯在1864年成立新的地方行政單位（zemstvos），隨之在許多鄉村社區出現以社區為基礎的免費醫療照護系統。在歐洲其他國家，地方對於服務的需求經常決定了改變的步調，使得都會和鄉村的照護模式反映出地方的福利意識型態、人口密度、地理與近用性（accessibility）。

　　國家的照護供給也不完全符合簡單的進步模型。巴黎與柏林的公共福利機構為社會各階層提供高標準的照護，但法國和德國的其他地方並未複製這樣的狀況。某些城市與地區不願意或無法投資金錢，舉例來說，在1871年之前法國有百分之四十的社區沒有福利局。福利制度能得到的財政支持經常很有限，地方當局所提供的醫療照護常被認為品質不良。在英國即便地方醫療服務有所擴張，但仍因對地方稅賦負擔增加的反對而受到限制。因此許多地區負責地方福利的組織仍舊依循傳統的在地救濟模式。

　　十九世紀潮流並未勢不可擋地轉向公共救濟，事實上，私人非營利組織仍舊在醫療照護供應上扮演關鍵角色。天主教與新教對慈良價值的信念、市民的自豪、無私與自利因素的交雜都影響了慈善事業的發展。醫療自助與互助風氣創造出互助會（mutual aid society）的網絡，並在窮人生病時提供支持。然而，即使存在私人非營利部門的力量，在私人慈善和公家供應之間並沒有嚴格的區分。法國的慈善局在財務上同時受到公家與私人慈善機構的支持。政府和天主教會在西班牙合作成立服務社會邊緣團體的機構，這些服務減輕了公庫的負擔，創造出所謂「福利的混合經濟」，彼此之間的界線則在十九世紀逐漸受到重新界定。

　　歷史學者認為公共醫療帶來汙名，使得民眾迴避濟貧，而中產階級則試圖管控公共醫療的供應。這樣的看法大多來自關於貧窮汙名的社會科學研究，這樣的研究創造出一幅簡化的圖像，強調了對立面，卻忽略了國家機構提供的醫療救助對許多人而言是非常重要的資源。儘管收容式濟貧和發放式濟貧經常不足或貶低了接受者的尊嚴，但接受濟貧者並非完全無助或完全失去希望。英國的窮人在新濟貧法之下有權利得到救濟，儘管新濟貧法起初遭到窮人強烈反對，但他們確實使用了救濟。學者逐漸了解到救濟經常是經過

窮人與政府雙方的協商；窮人有其行動力，家戶結構
和能否取得家庭或社區的資源影響了他們對公共服務
的需求。個人或家長經常決定是否要去使用地方政府
的服務，為的是避免困苦或因為該項服務本來就是他
們所渴求的。

　　如本節所說明，擴大濟貧範圍的努力相當零碎，
而且受到一系列因素的影響，這不只和工業化與需求
有關，也和政治觀念、救濟的觀念以及地方資源有
關。儘管國家介入醫療照護和福利的範圍日益明確，
在地而具有彈性的架構仍舊主導著救濟。接受救濟的
人並非只是監控的犧牲者，他們使用一系列的策略來
獲得他們自認應得之物。結果導致的是照護的混合經
濟，國家在其中發揮有限但日益增加的作用。下一節
將會指出，在十九世紀晚期和二十世紀初期此一福利
混合經濟的範圍出現的改變。

✦ 健康與國家：1870-1914 ✦

　　歷史學者常形容，從1870年至1914年是就醫管
道與照護管道的擴張時期。他們將此一擴張歸功於國
家，歐洲各國政府建立起新的福利服務和保險制度。
國族建構的過程鼓勵對國家和國族提出新看法，既有
的福利安排開始無法處理現代工業化社會所面對的問

題。新的干預準則被提出，挑戰自由放任的觀念。例如，法國的共和派就擁抱社會連帶主義（Solidarism），伸張相互扶持的必要，為廣泛的福利方案辯護，以社會責任的觀念來平衡個人權利。由於社會調查員再度發現貧窮，人們對退化與社會動盪感到焦慮，使得政府對福利的態度發生改變。關心都會化帶來的危險、憂心社會與家庭制度的崩潰等疑慮，使得健康與福利變成政治問題。

歐洲政府為了回應這樣的關切，建立起或擴充了救濟體系、保險制度以及醫療服務；由於教會和慈善團體等私人非營利組織顯然已經無法因應對福利的要求，因此需要更加集體主義的解決方案。到1914年戰爭爆發時，公共醫療的面向和涵蓋範圍已有相當可觀的成長。在此同時，醫療人員更為緊密地涉入民族國家和政策制定。以保健為優先的新序列促使政策轉變，社會改革和保險制度範圍擴大、涵蓋更多的人。這個現象在英國非常明顯：濟貧法的醫療服務延伸到赤貧者之外的人，許多城鎮在1870年之後追隨倫敦的範例而建立公共病院和施醫局（dispensaries）。對地方政府醫療服務的需求也增加了，雖然和慈善醫院相比，地方政府所提供的設施仍相當有限。健康照護通常不能和失業或鼓勵生育等其他社會問題區分開來，但政府日漸涉入保健提

供，促使個人與國家的關係發生改變。

　　各國都發生了政府與醫療專業之間的鬥爭、都發展出新的經費體系，以及試著說服大眾接受國家的規畫有利於社會所有部門，但各國對國家主義式的解決方案接受程度不一。不過大量的歷史文獻認為，就時程和重點而言各國其實大同小異。歐洲政府確實彼此模仿，按照本國的需求、財政情況與政治體系以及對國家干預的主流態度，來修訂屬於本國的福利規畫。政府創立意外、生病與失業保險制度，雖然給付很有限。針對那些被認為會削減國力的特定疾病，則透過診所和機構來處理〔參見〈公共衛生〉〕。政府擁抱鼓勵生育的政策，使得婦女和兒童成為主要的救助目標，其架構和做法則反映當時的性別意識型態〔參見〈婦女與醫學〉〕。德國、法國和英國建立了校醫服務，還擴展公費的助產士照護、規範牛奶的供應、強調嬰幼兒照護的改善。這些措施有許多不只是為了治療疾病，也是為了鼓勵健康的生活習慣。

　　歷史學者傳統上認為德國體現了進步的社會立法潮流，其他歐洲國家群起仿效。普魯士扮演領導角色，於1871年德國統一後，擴充社會政策。在「鐵血首相」俾斯麥的主導下，於1880年代引進健康、意外與老年的強制保險，經費來源則包括雇主和雇員。

起先只有低薪的勞工必須強制加保，但到了1919年德國大多數人口都已有保險，這產生相當可觀的基金，不只用來支應人們從醫院與醫師得到的服務，同時也用來現代化這些服務。一些歐洲國家追隨德國的做法，雖然在瑞典有些健康保險制度是自願參加的。

法國則有另一套模式，學者論稱法國第三共和很慢才引進有效的福利與醫療方案，並將原因歸咎於經濟與社會的落伍、對國家干預的抗拒，以及心胸狹隘的商業利益力量。這些說法都有些道理，在第三共和初期由於共和國的未來還不確定，福利並非優先事項。建立公共救助方案的嘗試雖引發討論，但結果是受到抗拒的，他們偏好由地方與慈善組織來供應，自助機構再由國家支持。

不過認為法國落伍只是其中一種觀點，用不同角度來思考法國的福利史則會顯示跟別時期的差異並不分明。雖然第三共和肇建之初就在意識形態上承諾要改善健康，但要到第一次世界大戰爆發之前的二十年，才對醫療照護進行實質投資。公共健康照護體系在1893年重整，1898年引進工人的賠償制度，並逐漸將一般醫療保險普及到較高比例的人口。四年後要求地方當局成立衛生局，到了1914年大約有三分之一的法國醫師都參與了公共保健方案。國家在醫院和

安養院的花費則超過了兩億零四百萬法郎，免費醫療服務的花費則是兩千八百萬法郎，幾乎占了全部福利支出的一半。若將促進生育的措施列入考量，是對第三共和福利制度的正面加分。法國當時還設立嬰兒福利診所（gouttes de lait）來鼓勵餵母奶，並且提供定期的健康檢查。到了1904年每個區都必需成立婦產院（maison maternelle），提供完整的產前與生產服務。因此，第三共和的福利制度從早期提供社會救助給窮人，轉為支持全民。

由於國家企圖針對特定團體，例如：結核病與性病患者等，建立起一套監控系統來界定與控制不正常的人，因而國家醫學的擴張也常被解釋為現代化與醫療化的過程之一。如同民主化、經濟發展與公辦教育的成長一般，社會改革反映了集體化的過程與民族國家的成長，是邁向現代性的動力。受馬克思主義研究取向鼓舞的學者將國家福利的成長歸功於工人階級領袖，他們戮力將政治力量的增長轉化為幫助工人的國家方案。例如，英國選舉投票權普及到所有的男性，就對福利有深遠的影響，因為這創造出敢於提出主張的工人階級與國會裡的工黨，進而要求提供更好的健康照護。然而福利也有其他的功能，對新馬克思主義者而言這是種控制的形式，是減少社會緊張和抗爭的治標措施。例如俾斯麥在德國引進的保險方案，就被

形容為一套反社會主義的措施，以及進行政治安撫與社會整合的手段。這些論點使人注意到健康照護改革在政治上與選舉上的好處，而資產階級政黨、農民組織和商業利益也涉入其中。通常中產階級扮演重要的角色，他們保護自己免於風險，影響了國家福利的擴展，而上漲的私人照護費用及公立醫院的吸引力和費用，又添加了更多擴張福利制度的誘因。因此引進的醫學方案通常是跨階級利益聯盟所帶來的成果，需要細膩的政治平衡動作。

1980與1990年代的女性主義研究，開始強調性別意識型態和婦女行動對福利改革的重要，研究興趣從批判福利方案的歧視性質以及如何強化性別意識型態，轉變為探討行動者的問題，並將注意力放在婦女的政治行動主義和影響力。中產階級婦女扮演了刺激福利改革的重要角色，特別是兒童與母親的福利。對母職的意識形態以及不同國家政策的研究，強調其中的共同模式，顯示婦女與國家有了新的關係之後，就開始挑戰現有的社會制度與政治制度。因此福利改革是當時許多歐洲作家所謂婦女問題（women's question）的一個成因。

歷史學者也指出醫師在國家醫療服務發展所扮演的角色，他們發現社會對於用科學方法解決社會問題

充滿信心，醫學專家有越來越大的影響力。在第三共
和時期，醫師對新的社會立法有顯著的影響力；在
義大利、西班牙、俄國和土耳其，許多醫師也擔任政
府職務並推動社會改革。國家的職位不只帶給某些醫
師財務上的好處，也提升他們的政治影響力和醫學專
家權威。然而，替支持國家干預的生物學觀念背書的
人，不是只有醫學專家，正如第十二章所指出，退化
論的醫學模型和通俗模型在世紀末歐洲流傳廣泛，對
醫療服務供應發揮強大的修辭影響力，特別是與結核
病、性病以及嬰幼兒福利有關的醫療服務。對民族衰
弱與退化的恐懼，進而影響社會政策，這樣的效果讓
歷史學者深深著迷，並且將這恐懼關連到對生育的鼓
勵、優生學、種族衛生運動以及醫療福利方案〔參見
〈公共衛生〉〕。

　　對於探討法國第三共和時期福利的歷史學者而
言，退化論觀念至關緊要。對人口減少的憂慮在十九
世紀晚期對法國的影響，遠超過任何其他歐洲國家，
這是因為普法戰爭的挫敗、出生率的降低以及殖民的
恐懼，鼓動了退化觀念。人口危機的表象提供了一套
強而有力的語言，來重新界定社會問題，導致法國恐
懼會因為性病、結核病、酗酒和高嬰兒死亡率等問題
而失去活力。這些恐懼和對婦女社會角色的看法有著
密切關聯。這點表現於促進生育的議題得到跨黨派的

支持，並且經常將婦女化約為健康後代的繁殖者。就和其他歐洲國家一樣，此時法國提出一系列的解決方案，包括運動、移民政策以及對人力資本的投資。雖然促進生育運動並沒有說服法國夫妻多生小孩，但公共救助計畫成為努力改善國族健康的關鍵行動。

就全歐洲來看，退化和優生學的觀念具有相當大的彈性，對種族沒落的恐懼則直接、間接地影響了某些保健策略；然而令人驚訝的是，在1914年之前罕有明顯的優生學措施付諸實施。複雜的科學與政治議題使得優生學運動內部常有緊張關係，以致於共識基礎很小，難以提出明確政策。正如英國優生學學會（British Eugenics Society）的例子顯示，運動缺乏共識且充滿矛盾，支持積極方法者（例如以學校的醫療服務來推動更健康的社會）和主張消極解決方案（將不適者強制節育）者有所分歧，使得行動遭挫。即便是支持生育、對退化高度關切的法國，優生學運動只獲得有限的成功，因為其所強調的重點不是適者生存，而是強化一個缺乏明確定義的法國民族。

即便政府開始去干預過去被視為是私領域之處，但重大的政治、社會與意識形態的阻礙，使之在性質上受到限制。傳統的福利機構繼續提供救濟，介於國家、互助以及慈善機構之間的一套福利混合經濟，仍

舊是基本的供應來源。例如在法國，慈善機構的努力
超越了公家機構所提供的救濟。儘管醫療服務由地方
政府所提供，像英國的濟貧法病院或是隔離醫院就是
如此，但許多醫院主要仍是私人非營利機構。私人與
慈善機構對於發展出新的服務相當重要，例如結核病
的療養院和治療就是如此；它們也發揮刺激辯論的重
要作用，這可見諸比利時（1899）、法國（1901）以及
德國（1902）所成立的性病防治組織。在此同時，許
多國家層級的方案是由互助組織或慈善組織的方案衍
生而來。比利時的社會保險系統是由私人非營利的疾
病保險網絡發展出來，英國的健康保險則以獲得許可
的互助會為基礎，經費則來自個人、雇主與國家。正
如健康保險的例子所顯示，公家與私人的醫療組織經
常互相合作，創造出一套在財務上可行而社會能夠接
受的混合系統。

　　這段時期慈善與互助在照護結構中仍有重要的一
席之地，但很少有福利計畫是全面的或完全受到歡
迎的；都會與鄉村地區的服務仍有重要差異，不同
城市之間的支出也有相當差別。雖然服務延伸到新的
團體，但主要強調的仍是窮人和工人階級，提供的服
務則有限。特定的計劃強化了性別預設，認為男性養
家而女性是依賴者，母職是女人主要的責任。醫師或
許曾試圖透過公共醫學來延伸其權威，但這並不意味

他們毫不批判地接受國家所扮演的新角色。許多醫師覺得治療的自主性受到國家醫療服務的威脅,且常認為公共醫學提供的是二流的服務,那些擔任地方政府職位者則宣稱他們的薪資低、工作重。這種對失去自主性的抱怨與恐懼,在全國和地方的層次引起對抗。例如德國的醫師怨恨對健康保險組織的依賴,當抱怨不受聽聞時,德國的醫師發動罷工,強迫健保機構和他們達成協議,賦予他們更大的自主性和控制權。荷蘭和西班牙的基層醫師也出現同樣的抵抗,法國強大且組織良好的醫療專業則成功地形塑福利立法。反對者也不僅限於醫療人員,新的措施威脅到工人階級的經費與自助傳統,[3] 工人階級家庭則常認為健康訪視者和其他檢查人員帶來不受歡迎的打擾。不同社會團體和黨派對國家的社會責任有不同的觀念。地方菁英常使用私人非營利網絡來提升他們的政治事業和社會地位,得以抗拒中央政府和地方政府的作為。正如瑞士的案例顯示,這足以攪亂國家的社會福利計畫。

如上述的討論顯示,十九世紀晚期與二十世紀早期的醫療福利並不單純是國家服務擴張的故事。國家所扮演的角色遭到抗爭,也受到許多不同行動者和觀

---

3 〔譯注〕歐洲工人運動透過成立醫療互助金來招募工會會員、增進成員團結與籌募經費,國家辦理的醫療社會福利對此種工運策略有削弱作用。

念所塑造。對退化的恐懼影響了國家福利計畫的擴
張，但其程度為何仍須平衡考量對生育運動的支持、
工人階級運動的出現以及婦女問題。隨著新的服務和
保險的建立，國家和傳統福利機構之間的疆界發生改
變，然而，醫療服務管道的擴張並不全然是國家推動
產生的現象，也不僅是醫療化和加強控制而已。

✦國家醫學：1914-39✦

　　英國在第二次世界大戰後成為福利國家，這看
法使得1920年代和1930年代的變革只不過是1945
年改革的背景。然而，第一次世界大戰各國的備戰，
擾亂了既有的福利服務，也刺激作戰所需的相關領
域進行改革。為了應付戰爭，歐洲國家採取措施來
提升國族健康，因為人民的健康變得具有軍事上的
重要性〔參見〈醫學與戰爭〉〕。政府更直接地干涉人民：
對日常生活以及工作進行管控，並延伸公共衛生服
務；擴大對性病和結核病的治療措施，以及嬰兒和
母親的福利，也建立改善工作場所健康環境的措施
（因此也改善了工作效率）。戰爭不是分水嶺，而是
加速了既有的趨勢。

　　雖然國家在第一次世界大戰時的擴張，並沒有伴
隨著意識形態的改變，但戰後重建的觀念以及經歷戰

爭的人口損失之後，想要重建國族的慾望有利於國家的介入，並且建立一套保健優先的目標，加速了改革。例如德國在1918年挫敗後興起重建德意志民族的理念，這理念在威瑪共和時期（1919-33）促成擴大疾病保險。在經歷戰時可觀的損失後，對於國族健康有深刻體認，使得優生學和鼓勵生育的舊關切重新流行。歐洲各國都表示，社會福利與醫療福利的方案能夠消除貧窮的成因，減少社會衝突並造就健康的國族。在這層意義上，戰爭在歐洲助長強而有力的社會改革運動。

在1920和1930年代，各國政府在醫學專家及新成立的中央健康部會之引導下，更深入地參與了健康照護的提供；其關懷超越了傳統的公共衛生觀點，而在國家、私人非營利部門、家庭與企業之間建立起新的關係。這些關係的性質各國有所不同，但焦點都比較不放在傳染病，而是針對人口整體健康。相關服務不是免費就是由健康保險來支付，其中免費的服務是針對窮人或是肺結核和性病這類社會病。結果，公共經費支持的醫療服務管道變多，專業技能得到擴張；對於醫學的治療能力和醫院醫學的信心強化了這樣的轉變。歐洲社會政策進一步趨向一致，各國彼此比較、研究醫療服務的供應方式，而建立起相似的福利方案。一國接著一國實施退休金、失業保險與家庭

津貼，也建立起福利健康門診，成立性病診所以及結核病門診和療養院，並且投資嬰幼兒福利以及產婦服務。對預防醫學的價值抱持強烈信念：疫苗接種計畫獲得擴展，特別是針對肺結核，並且發展出健康教育方案〔參見〈公共衛生〉〕。隨著大眾對公共服務需求的增加，這時包含更廣的福利概念被提出，鼓勵了公共服務供給的協調與延伸。例如在法國，共和國透過補貼與現代化計畫而更加涉入健康照護，在1933年之前已提供超過四千三百萬法郎的醫院興建計畫金，到了1939年擁有醫療保險的法國人已超過兩千萬人。歐洲其他地方則透過中央衛生部門以及政府經費將健康照護系統化，促使許多歐洲國家在不知不覺間國有化了地方的福利與醫療措施。

優生學與鼓勵生育仍然擁有相當廣大的支持度。優生學觀念從英國傳播到北美、拉丁美洲、北歐、歐陸和亞洲。對退化的持續恐懼促使政府發起對抗結核病與性病的運動，但歐洲卻沒有任何地方有足夠的支持度來推動優生學立法。鼓勵生育則更具說服力和更普遍。在戰壕承受的人口損失使得鼓勵生育團體的聲音能被全國聽見，瀰漫著一股要努力減低嬰兒和兒童死亡率與罹病率的急迫感。這些關切在法國最為明顯。法國在1920年代於地方上成立了高等生育委員會（Conseil supérieur de la natalité），並推動立法來阻止人

口減少（包括禁止墮胎）、提高生育力以及發展兒童照護資源。在歐洲其他地方，鼓勵生育則表現在鼓勵大家庭的政策（例如在瑞典），擴大產前產後的照護以及改革助產士制度，並增加懷孕婦女所能得到的國家福利。但要到1930年代，母親的健康才得到更多關注〔參見〈婦女與醫療〉〕。

　　不應高估健康照護供應的全國性質：1920與1930年代的特徵之一是福利仍舊相當零碎，政府的推動受到經濟上的限制，經常同時受到左派與右派的抗拒。雖然中央擴大其財政控制，但福利供應仍有顯著的地區差異，而且地方政府也擁有相當大的推動空間，但並不全然是中央創新者對抗地方保守派。在法國，地方的實驗和辯論對全國政策的決定相當重要，而且是由地方當局率先提供醫院服務經費。丹麥和挪威也有同樣的狀況，地方當局在推動社會政策上扮演中心角色。英國的地方政府負擔健康照護責任的高峰是在兩次世界大戰之間，地方政府既抗拒又利用中央的計畫。在1920年代診所與施醫局快速擴充，嬰幼兒福利與結核病服務主導了地方的作為。1929年寬鬆的地方政府法案激勵鄉鎮政府擴大對健康照護的承諾和投資，濟貧法醫院移轉給地方當局並發展為一般醫院。在大多數歐洲國家，健康服務的擴張反映了地方政府控制權的支持度提

高，以及國家健康照護責任的增加。

　　儘管醫療人員大量參與由公共經費所支持的服務，但那些想要保衛專業自主或財務自主的醫師對此擴張並非毫不反對。醫師的積極抵抗和不信任顯示，簡單的醫療化模型無法適切地解釋公共醫療；把注意力焦點放在使用服務的人身上，也會看到類似的景像。儘管使用公共醫療照護的人通常受到較低品質的服務，但許多人並非被動地接受照護，隨著「醫療服務管道是公民權一部分」的觀念普及，他們協商自己所能接受的救濟，為更好的條件發起運動，同時抗拒醫療權威。

　　把焦點放在中央政府或地方政府，不該讓我們忽視國家機構和慈善團體的關係演變。雖然它們建立的是複雜而不自在的夥伴關係，受到雙方意識形態和實用主義的影響，私人非營利組織仍與公家機構合作，使得1920和1930年代出現一些活躍的福利機構。例如在丹麥，公家機關和私人機構結合創建出退休金與健康保險的聯合系統，反映了政府救助和保守的自助觀念。到了1934年，英國的私人非營利組織有百分之三十七的經費來自國家，且在地方層次上嘗試推動更大規模的合作。對不願超支預算的政府而言，這代表了一種切合實際的安排，並且讓

私人非營利團體可以追上不斷升高的支出。並非所有的慈善團體和地方當局都歡迎這樣的關係，雙方皆現疲態。儘管如此，歐洲各國政府仍依賴私人慈善來填補其福利方案的漏洞。

1930年代的全球經濟蕭條對福利供給有重要的影響。高失業率使得健康、營養和失業成為關鍵議題，在此同時，救助政策開始模糊不同種類救濟之間的界線，這點清楚見諸於威爾斯學校醫官的工作，他們進行健康檢查以及提供免費的學校餐點，既是處理健康問題，同時也在應付貧窮問題。經濟大蕭條不只促使領福利的人政治化，也使得長久以來對於值得救濟者和不值得救濟者的區分開始瓦解。雖然在地方層次上，高失業率導致看待福利的態度改變，但政府仍舊想控制支出。社會福利預算遭到削減，例如在挪威，國家對於肺結核療養院的支持減少，並放棄社會福利立法。其他國家則由中央政府控制健康照護的支出。地方機構試圖顛覆這些中央政策，揭露出地方和中央對福利供給的不同態度。

到了1930年代晚期出現複雜的福利供應網絡，反映健康照護提供常常不定而零碎的性質。在1920和1930年代國家擴張其健康照護的責任，而不知不覺地走向集體主義。雖然這個過程有許多不一致之

處，但正如法國的例子所顯示，其所帶來的後果之一
是，在地方政府層次創造出微型的福利國家。雖然地
域主義仍受到重視，但有越來越多的意見偏好更為全
國性的做法。調查顯示，由慈善團體和地方當局來提
供福利的既有做法缺乏協調與效率，此一結果更強化
支持全國統一作法的觀點。即便1930年代對於國家
福利遠景的討論沒有實質的政策影響力，但卻刺激出
更多的辯論，進而影響戰時的討論。

◆ 納粹福利：1933-45 ◆

　　歷史學者宣稱德國在二十世紀走的是條獨特的
道路。雖然不該視國家社會主義和法西斯主義為畸
變，可是當歷史學者在探討現代性的問題時，仍會舉
納粹種族政策的例子，來支持德國福利改革有其獨特
性的觀點。然而，我們仍可看出納粹政策與德皇威廉
時代（Wilhelmine, 1871-1919）和威瑪時期的連續性，因
此不能將之視為與之前福利政策的決裂。例如就像許
多歐洲國家一樣，從1890年代起德國採取改善嬰兒
與兒童健康的措施和廣義的優生學政策，並著手處理
酗酒、性病和結核病等所謂的種族毒素。威瑪共和時
期，社會衛生學（social hygiene）提供福利介入的意識
形態而為左右兩派所使用，這也類似歐洲其他地方所
發生的狀況。因此與其說有一條獨特的德國道路，不

如說希特勒所採取的政策，可被視為歐洲其他地方種族衛生思考的激進暴力表現。

　　在希特勒的統治下，福利計畫的焦點是要創造出一個單一種族的民族社群（volksgemeinschaft）。健康與生育視同於德國國族主義的一部分，社會問題則被醫療化。雖然納粹還採用都市計劃和經濟學等其他社會與政治科學，但種族衛生卻被提升為中樞政策。這這並不意味既有的福利體系遭到劇烈變革。正如前面所提到，威瑪共和的福利已經包含了對社會衛生的重視；但在希特勒統治下則更加強調種族衛生、婚姻以及家庭，視之為國家必須積極承擔的責任，遺傳健康（Erbgesundheitspflege）以及保護種族（Rassenpflege）則明白寫入福利政策。設立新的福利機構並通過法案，強調個人責任與種族衛生以改良種族，且限制或消滅所謂低等或外來的種族團體。控制生育的措施遭到限制，自然生產受到鼓勵。1934年展開的強迫節紮計畫很快就達到龐大規模，並建立遺傳健康法庭和上訴法院。1939年到1940年展開常被婉轉稱為安樂死的計畫，對精神病患和殘障人士進行大規模謀殺；接下來則是有系統的消滅猶太人。納粹的政策與組織被出口到其所占領的國家，如捷克就強制實行了新的健康照護政策。

　　許多德國醫師積極參與納粹的福利計畫，菁英醫

師很快就參加了強迫節育和安樂死的計畫。歷史學
者對於為何有這麼多的醫師參與極感興趣，結果出
現三派想法。早期研究強調醫學思想和醫學訓練有助
於將病人客體化，而使醫師輕易接受納粹政策。此一
解釋被另一模型所取代，後者強調精神疾病發展出決
定論的解釋，認定無法幫助不治的案例，而且收容這
些病人的成本不斷升高，促使醫師相信消滅無法治癒
者能讓資源用在有希望治癒的病人身上。醫療專業在
1920年代確實同意有必要減低較不具價值的病人所
帶來的負擔，納粹將這些觀念激進化。但第三派的歷
史學者認為答案在於納粹賦予醫師的權威，雖然事業
野心、貪婪和某些醫師就是性格殘暴也都是相關的因
素。納粹主義不只讓醫師自以為是德國種族健康的守
護者，也增加德國醫師的收入和機會。

　　看到安樂死計畫以及大浩劫（the Holocaust）很容
易會宣稱納粹追求種族衛生的政策極為殘暴，但納粹
也實施了進步的社會政策：推廣體適能和良好飲食，
譴責抽煙，支持整體論醫學（holistic medicine）以及由
一般科醫師擔任家庭醫師的觀念。納粹的福利政策和
歐洲其他地方鼓勵生育的政策以及對家庭與兒童健康
的支持，有其相似之處。這不是要小看納粹政權的殘
暴，而是要指出納粹的福利政策不僅僅是節育或屠
殺。但是納粹的福利政策也沒有完全成功，其健康照

護體系部分成功、部分失敗。因此檢視納粹福利必須
看出連續性、辨識出它和歐洲其他地方狀況的相似之
處，並指出種族衛生如何主導了德國的福利做法。

✦ 醫學與福利主義：1939-2000 ✦

　　第二次世界大戰結束後的幾年，又開始發展公共
福利，但重點不僅在於擴張。不同國家採取的政策、
改革的進程以及服務的性質有所不同。1945 年之後
的福利史可分為幾個階段。1939 年之前只有零零星
星的規劃，戰後各國執行重建計劃，健康照護的公共
支出提高；因此，從戰後到 1970 年代中期被視為是
古典福利國家的時代，其特色是先進行早期立法行
動，接著擴張。健康照護花費占國民生產毛額（GDP）
的比例，隨著國家提供健康照護的成本升高而增加
（參見表 13-1），然而 1970 和 1980 年代隨著經濟不穩定
使得擴張減緩，進入焦慮與改革的時期，在 1990 年
代福利涵蓋的範圍成為辯論重點。表面看起來似乎有
共識，但事實上國家參與健康照護經常引起爭議，其
所建立的方案都是妥協下的成果。瑞典和英國各因不
同的理由而成為此一過程的範例。

　　雖然有些國家的福利體系要比其他國家更慷慨，
但彼此之間相當程度地趨於一致。就連蘇聯在兩次大

TABLE 13.1 ——— 國家的健康花費（占國民生產毛額的百分比）

國家	1980	1985	1990	1995	2000
法國	5.6	6.3	6.2	7.4	7.1
德國	6.6	6.8	6.3	8.2	8.1
義大利	5.5	5.3	6.1	5.1	5.8
荷蘭	5.1	5.2	5.4	5.9	5.0
挪威	4.9	4.5	4.3	4.3	4.0
西班牙	4.2	4.3	5.1	5.4	5.2
瑞典	8.3	7.6	7.4	6.2	6.3
瑞士	3.6	3.9	3.9	4.6	5.0
英國	4.9	4.9	4.9	5.6	5.5
美國	3.7	4.1	4.8	6.2	5.9
經濟合作暨發展組織	4.5	4.6	4.7	5.1	5.3

資料來源: OECD Health Data: OECD Health Statistics (database).
Base on data from OECD (2010), OECD Health Data 2010:
Statistics and Indicators, www.oecd.org/health/healthdata.

戰之間由意識形態所驅動的健康政策，在1950年代
和1960年代也被偏好臨床醫學的取向所凌駕。[4] 此一
擴張的原因引起歷史學者的辯論，早期對二十世紀社
會政策的解釋，認為戰時的經驗創造出同舟共濟的團

4 〔譯注〕蘇聯在意識形態上強調預防醫學，但結果仍和其他國家趨
　　於一致的偏好臨床醫學。

結感或福利共識，但近來歷史學者已逐漸揚棄這樣的
解釋，強調政黨贏得選舉支持的必要性、社會福利專
業人員影響力的增加、人口成長、舊有的福利供應體
制被認為是失敗的，以及現代性計畫需要採用福利政
策等，來解釋福利的成長。此外，也注意到有利於國
家進行干預的強大思潮，例如凱因斯的觀念、理察‧
提默斯（Richard Titmuss）對社會政策與社會整合深具
影響力的著作、公民身分與普世主義的觀念，皆有助
於創造出國家干預有利經濟成長和個人自由的氛圍。

　　傳統上研究社會政策的歷史學者認為，英國在
1942年出版的《貝弗里基報告》（*Beveridge Report*）是古
典福利國家的藍圖，二次世界大戰則在英國孕育出
社會連帶主義與普遍福利系統的有利條件。一般認
為戰時經濟的要求、緊急醫療勤務（Emergency Medical
Service, EMS）以及公立醫院緩慢的現代化，都促進並
正當化了政府在健康照護上扮演直接的角色，其成果
就是「國民健康服務」（National Health Service, NHS）。根
據這樣的說法，緊急醫療勤務建立起健康服務的雛
型，反而暴露出其不足之處，提高了醫院服務國有化
的說服力。儘管《貝弗里基報告》隱含這樣的體系，
但仍有必要重新討論所謂戰時團結的觀念，並指出戰
後發展與1930年代之間的連續性，因此問題在於如
何在長期趨勢下，持平看待國民健康服務的創立。

有兩件事很關鍵，一件是對福利的態度從施捨轉變為權利，另一件是1940年代社會立法數量的增加，但也不是沒有前例。雖然1930年代地方政府已經承擔較大的健康照護責任，但二戰期間的擴張是由中央的經費所支持，1929年的地方政府法案（Local Government Act）就已經體現了行政效率的觀念，反而強化中央集權的趨勢。甚至貝弗里基使用兩次世界大戰之間的調查來設計他的社會福利藍圖。然而，影響國有化過程的重要因素還包括兩項，一項是醫界對於受地方當局控制是有所抗拒的，另一項是，政府得與英國醫學會（British Medical Association）和醫院主治醫師妥協，這兩項因素導致原先規劃由地方政府控制的作法受到否絕。就此而言，醫療專業對新的服務發揮很強的影響力，直到1980年代醫療專業都善於利用此一強而有力的位置。因此國民健康服務與其說是共識的產品，不如說是在醫師反對以及政治人物與專業人員的妥協下誕生。

國民健康服務的設計是全面的服務，由中央稅收提供經費，醫療院所是不收費的。相較於之前搖搖欲墜的系統，新的醫療服務是巨大的改善。它創造出醫院、一般科與社區醫療的三元系統，反映出專業階序並強化醫療人員之間既有的權力關係。一般科醫師、牙醫師、眼科照護和藥物處方等就醫管道擴及全民，

但強調的重點是國有化的醫院服務。公共衛生和基層醫療照護受到冷落，而在意識形態、專業與物資方面，對醫院醫療進行重大投資〔參見〈公共衛生〉〕。國民健康服務極受民眾歡迎，很快獲得接受。

然而國民健康服務並不代表戰後唯一的健康照護體系，雖然貝弗里基提供一套普世主義的藍圖，卻演化出三個基本模式。第一種是英國、瑞典和西班牙將醫療服務國有化而實施一套公共系統；第二種是義大利、葡萄牙和希臘在 1970 和 1980 年代走向就醫管道的普及化，但國家並未排擠私人非營利或私營部門，多元主義和私人健康照護仍舊存在，但普世主義被整合到社會政策中。在歐洲更普遍的模型是基於保險原則而混合了公共和私人供應，由社會保險保障國民得以取得私人機構所提供的醫療服務，德國和法國的做法都具有此一特色。納粹的福利政策有部分在西德留存下來，繼續倚賴家庭照護和強制住院；法國則創設一套分散化的系統，互助的基金由雇主和雇員提供。美國所代表的是第三種系統，基本上是私人保險系統，但對於老人或窮人等特殊團體的照護則以補貼的方式達成；在 1990 年代隨著福利支出的增加，此一私人保險模式開始吸引歐洲的注意力。

福利方案的性質以及公家服務的擴展速度各國不

同。丹麥的社會民主黨以及其他的左派，很快就擴張
國家的健康照護而走向普遍主義，蘇聯則由於經濟表
現不良而削弱了樂觀的健康照護計畫。這樣的差異以
及福利計畫實施上的緩慢不前，反映了利益團體、立
法者和財政的複雜互動模式。即使女性團體在決策過
程中扮演的角色沒那麼重要，但天主教會、工會、保
險公司、製藥公司以及稍後的自助團體卻都影響了政
策。在瑞典和後佛朗哥時代的西班牙，工人運動推動
了國家福利的擴張，就清楚呈現出這點；二十世紀晚
期，愛滋病政策的發展與服務讓人注意到自助團體所
扮演的角色。自助團體與政府的協商不只造成延宕，
也影響了既有的服務結構。

　　一般人很容易認為醫師是福利方案的主要受益
者，但他們和國家的關係很少是單純的。慣於自律
且自主性高的醫師經常抗拒改革。在法國第四共和
（1946-58）垮台之前，醫療工會聯合會（Confédération
des Syndicats Médicaux）有效地否決了健康服務的改革。
然而，正如國民健康服務的例子所顯示，福利體系經
常強化既有的醫療階層關係，醫療專業人員能夠施力
之處不僅限於政策制定，還包括照護的提供以及優先
順序的界定。不令人意外地，很快就有質疑醫療權威
界線何在的聲音出現。

因專業主導而引發關切聲音的同時，一開始的樂觀於 1950 年代及 1960 年代開始消退，證據指出健康不平等依舊存在。全面的健康照護體系證實很難管理，也很難籌措經費；病人的要求與期望提高，醫師的要求以及昂貴的新醫療科技與治療步驟，再加上通貨膨脹都導致成本增加。戰後的嬰兒潮帶來人口結構的轉變，而罹病模式轉向慢性與退化性疾病，都帶來更進一步的壓力。結果造成 1960 年代典型的短期福利危機，其所發展出來的管理解決方案，試圖融合中央規劃、健康需求和經費來源。歐洲國家重組其服務，引進病人付費或是擴展對照護提供者的管控。英國國民健康服務的不斷改革，是反覆重組的最佳例子。

1973 年石油危機之後的經濟蕭條對福利計畫有所影響，服務的支出開始超過國家的能力，特別是昂貴的醫院服務。丹麥失業率的增高和人口老化，迫使公共福利進行撙節；西德也對社會支出實施同樣的限制，削減健康福利津貼。這時出現共同現象是：醫療費用提高、人口老化以及長壽的慢性病人數量增加，加上更高的期待和要求，都增加了健康照護的支出。

然而，批評與經濟不景氣並沒有導致徹底的改革。政府讓福利擴張的速度減緩，並努力使支出的成長能和經濟成長一致。在 1980 年代政府仍不想進行

激烈的改革，而是減少開支、提高效率以及將某些成本移轉到病人身上。注意力放在健康教育，重點在提倡健康的生活習慣，避免吸菸、飲酒與沒有安全防護的性行為等特定風險行為，試圖藉此降低成本〔參見〈公共衛生〉〕。政府越來越注重照護的有效性與品質，以評估成本價值並鼓勵問責，經費的限制使健康照護的配額受到影響。法國在1983年引進醫院病床收費制，並在次年實施更為嚴格的財政控制以減緩開銷的增加。政策制定者和健康照護供應者日益重視病人的篩選與優先順序。

但經濟因素只是改革原因的一部分，對於為何進行福利改革還可找到其他的解釋，包括政治上的必要、決策者的世代交替以及對福利和公民身分的新看法。由於那些最需要免費照護的人無法受到幫助，使得普遍主義名不符實，遭到攻擊，以致有必要在公民和國家之間訂立新的福利契約。一般認為比較窮的人獲益最多，這個預設在1980年代的研究受到挑戰；儘管如此，仍然出現對於普遍主義造成依賴文化的焦慮。隨著家庭結構、僱用模式、不平等的增加，以及人口老化導致對公共服務的需求增加，歐洲政府根據美國理論家的著作，更為強調必須選擇性的分配福利。這些觀念其實並無新意，在許多方面他們重複了早在1950年代就已經表達的關切，但結合公共與私

人福利的美國式福利國家，在歐洲越來越有影響力。例如，義大利在1990年代的改革，就使它更為接近美國模式，其目標是創造出一個更為分散、在管理下進行競爭的系統。這些觀念也出現在柴契爾治理下的英國（1979-90），支持國民健康服務的改革、設立類似市場的制度、鼓吹競爭和消費者選擇以及私人醫療；這不只帶來國民健康服務的組織改造，也使得經理人成為提供健康照護的關鍵人物。隨著福利主義的文化受到挑戰，個人式解決方案要比集體式解決方案更受重視。

✦ 結論 ✦

對於社區、個人與地方責任的重新強調，導致國家、保險公司與專業人員之間形成複雜的互動網絡，以長程的眼光看待這些變遷，顯示它們和早期的做法有呼應之處。地方與中央集權之間的勢力衝突，特別是在地方政府和國家之間，以及照護的混合經濟，都是十八世紀以來的福利特徵。十八、十九與二十世紀的國家醫療服務供給，可以放在過去三百多年來國家、私人非營利團體和私人營利團體所提供的照護，彼此關係如何演化的脈絡來看待，以及這些關係如何受到社會經濟、政治、意識形態變遷以及權宜之計所影響。國家的醫療照護責任不該從現代化的角度來加

以解讀，也不只是需求或醫療化所帶來的結果，而是
由協商、衝突與共識所塑造之複雜而顛簸的過程。

進階讀物

❖ 雖然很難推薦一本綜論，但 George Rosen, *From Medical Police to Social Medicine* (New York: Science History Publications, 1974) 和 Dorothy Porter, *Health, Civilization and the State: History of Public Health from Ancient to Modern Times* (London: Routledge, 1999) 是好的起點。

❖ 關於近現代時期的濟貧，請參閱 Brian Pullan, *Rich and Poor in Renaissance Venice: The Social Institutions of a Catholic State to 1620* (ACLS History E-Book Project, 2008) 及 Paul Slack, *Poverty and Policy in Tudor and Stuart England* (London: Longman, 1990)。

Ole Peter Grell and Andrew Cunningham (eds), *Health Care Provision and Poor Relief in Northern Europe 1500-1700* (London: Routledge, 1996) 則提供比較的視野。

有大量的文獻探討十九世紀，關於英國濟貧法的研究很多，一個好的起點是 Anthony Brundage, *The English Poor Laws 1700-1930* (Basingstoke: Palgrave Macmillan, 2001)。

關於法國，參閱 Jack Ellis, *The Physician-Legislators of France: Medicine and Politics in the Early Third Republic* (Cambridge: Cambridge University Press, 1990)，以及 Timothy Smith, *Creating the Welfare State in France 1880-1940* (Montreal and Kingston: McGill-Queen's University Press, 2003)。

Young-sun Hong, 'Neither Singular Nor Alternative: Narratives of Modernity and Welfare in Germany, 1870-1945', *Social History* 30 (2005), pp. 133-53 則檢視對德國福利的研究。

❖ 關於優生學的影響，Robert Nye, 'The Rise and Fall of the Eugenics Empire: Recent Perspectives on the Impact of Biomedical Thought in Modern Society', *Historical Journal* 36(1993), pp. 687-700。

M.B Adams (ed.), *The Wellborn Science: Eugenics in Germany, France, Brazil and Russia* (New York and Oxford: Oxford University Press, 1990)。

Gunnar Broberg and Nils Roll-Hansen (eds), *Eugenics and the Welfare State: Sterilization Policy in Denmark, Sweden, Norway and Finland* (East Lansing, MI: Michigan State University Press, 2005)提供很好的檢視。

Daniel Pick, *Faces of Degeneration: A European Disorder c.1848-1918*, 1993 edn (Cambridge: Cambridge University Press, 1993)是對退化論觀念之影響的開創性研究。

Seth Koven and Sonya Michel, 'Womanly Duties', *American Historical Review* 95 (1990), pp. 1076-1108是對婦女與健康照護政策的最佳綜覽。

❖ 二十世紀公共醫療的層面很廣，文獻也相當廣泛。Helen Jones, *Health and Society in Twentieth-Century Britain* (London: Longman, 1994)。

Anne Hardy, *Health and Medicine in Britain since 1860* (Basingstoke: Palgrave Macmillan, 2001)提供優秀的導論。

Peter Baldwin, *The Politics of Social Solidarity: Class Bases of the European Welfare State 1875-1975* (Cambridge: Cambridge University Press, 1992)則提供比較的面向。

❖ 關於兩次大戰之間的地方當局的醫療，Becky Taylor, John Stewart and Martin Powell, 'Central and Local Government and the Provision of Municipal Medicine, 1913-39', *English Historical Review* 122 (2007), pp.397-426闡明了供給的多樣性，以及地方醫療服務的重要性。

❖ 關於對性病的反應，參見 Roger Davidson and Lesley Hall (eds), *Sex, Sin and Suffering: Venereal Disease and European Society since 1870*（London: Routledge, 2001）所收的文章。

❖ 關於結核病的文獻數量相當可觀，Linda Bryder, *Below the Magic Mountain: A Social History of Tuberculosis in Twentieth-Century Britain*（Oxford: Clarendon Press, 1988）仍是開創性的研究。

❖ 關於促進生育論與母職，參閱Deborah Dwork, *War is Good for Babies and Other Young Children: A History of the Infant and Child Welfare Movement in England 1898-1918*（London: Tavistock, 1987）。

　　Susan Pedersen, *Family, Dependence, and the Origins of the Welfare State: Britain and France 1914-1945*（Cambridge: Cambridge University Press, 1995）。

　　Paul Weindling, *Health, Race, and German Politics between National Unification and Nazism 1879-1945*（Cambridge: Cambridge University Press, 1993）。

　　Michael Burleigh, *Death and Deliverance*（London: Pan, 2002），是對納粹德國福利政策深具洞見的檢視。

❖ 關於蘇聯的健康照護，Susan Gross Solomon and John F. Hutchinson (eds), *Health and Society in Revolutionary Russia*（Bloomington, IN: Indiana University Press, 1990），以及M.G. Field, 'Soviet Medicine', in Roger Cooter and John Pickstone (eds), *Medicine in the Twentieth Century*（London: Routledge, 2000）, pp. 51-66，是好的英文研究著作。

❖ 關於公共衛生的進階讀物，請參見前一章。

❖ 關於第二次世界大戰的衝擊，參見第十五章的進階讀物，以及Charles Webster, *The Health Services since the War. Volume I:*

Problems of Health Care. The National Health Service before 1957
(London: HMSO, 1988) 這本巨著。

雖然關於英國國民健康服服的文獻很豐富,但 Charles
Webster, *The National Health Service: A Political History* (Oxford:
Oxford University Press, 2002),以及 Geoffrey Rivett, *From
Cradle to Grave: Fifty years of the NHS* (London: King's Fund,
1998) 是易讀的導論。

比較研究可參閱 Ellen Immergut, *Health Politics: Interests and
Institutions in Western Europe* (Cambridge: Cambridge University
Press, 1992),或是 Anna Dixon and Elias Mossialos, *Health
Care Systems in Eight Countries* (European Observatory on Health
Care Systems, 2002)。

對二十世紀健康政策有興趣的讀者,參閱 James Morone
and Janice Goggin, 'Health Policies in Europe', *Journal of Health
Politics*, Policy and Law 20 (1995), pp. 557-69。

David Wilsford, 'States Facing Interests', *Journal of Health Poli-
tics, Policy and Law* 20 (1995), pp. 571-613;Christopher Pier-
son, *Beyond the Welfare State?* (Cambridge: Polity Press, 2007) 則
探討福利的政治經濟。

CHAPTER 14

醫療與帝國

MEDICINE
and EMPIRE

帝國主義有許多形式：正式的與非正式的，文化的、政治的或經濟的，而這些形式也隨著時間而改變。近現代時期的長程貿易激起歐洲對於外在廣闊世界的意識，先後在美洲與太平洋地區建立殖民屬地。到了十七世紀，包括法國、荷蘭與英國在內的歐洲強權，發現殖民帶來戰略上和經濟上的優勢。征服、貿易或移民推動了擴張，不平等條約、武裝干預乃至和商業、傳教、軍事與醫療等利益相關的干預主義意識型態皆推波助瀾。十九世紀是「帝國的年代」。歐洲國家藉著參與侵略性與競爭性的戰事來取得新的殖民地，在非洲尤其如此——並將其非正式帝國推展到南美洲、中國與日本。雖然各殖民地的狀況並不相同，也不是建立在相同的緣由；然而，認為歐洲國家將文明帶到世界各地的信念，讓帝國能施展其魅力。尤其是在十九世紀末，醫學的發展進一步推升這樣的自信。

　　隨著 1960 年代解構殖民的潮流開始，歷史學者開始檢視殖民脈絡中的醫學史。對帝國的興趣到 1990 年代開始流行，而研究也開始超越了過去的外交史，呈現帝國的多種層面，以及它如何對現代世界的構成產生重大影響。此一轉向發生在各個次學科，

也反映了後殖民理論的採納以及對全球政治秩序的當代關懷。醫療與帝國的歷史書寫出現了幾個大趨勢：做法之一是把焦點放在西方醫學如何形塑非西方國家的發展，這裡指的基本上是臨床醫療、衛生、疫苗注射、健康教育和個人衛生。起先，學者宣稱西方醫學從都會中心（倫敦或巴黎）傳播到邊陲（孟買或開普敦）；殖民地採用西方醫學知識和實作，有助於現代化並帶來健康的改善。之後的研究則提出應該將醫學視為「帝國的工具」（a tool of empire）。在此一架構下，西方醫學與當地醫學的衝突被誇大，並且把殖民醫學化約為霸權與抵抗的問題。

雖然歷史學者持續使用中心與邊陲的概念，但1980年代出現一個更具批判性的研究取向，拒絕中心與邊陲的僵硬二分，而強調理念、實作和個人事業的流動。受到新帝國史（new imperial history）和底層人民研究（subaltern studies）的影響，學者從1980年代晚期開始探討殖民的脈絡，認為它不只促成熱帶醫學等新學科的發展，也影響了歐洲的實作和觀念，並指出交流比傳播來得更為普遍，殖民地對都會中心有相當可觀的影響。在某些區域，歐洲與殖民地的醫生對當地醫療嗤之以鼻（例如在南非）；在某些地方，他們又表現出一種不情願的佩服（例如在中國）。歷史學者同意殖民醫療沒有單一模式；不同的治療方法同時

97

並存、互相重疊，研究成果進一步指出，醫療人員絕對不僅是帝國的工具，殖民醫療（colonial medicine）也不僅是殖民地的醫療（medicine in the colonies），而通常經歷過協商、適應與吸收的過程。正如阿諾（David Arnold）或哈里森（Mark Harrison）對印度的研究所清楚顯示，新的殖民醫學史研究成果對於醫學觀念和做法如何經過協商而適應當地環境，提出更為細緻的理解（參見進階讀物）。這並不意味著否認殖民醫療被用來支持歐洲控制的理念或是白人統治團體的價值觀；而是控制經常是預料之外的結果，而非原本就是目的本身。醫學並非有意被當成一種殖民力量來加以推廣，相反地，如南非與印度的情況所顯示，殖民醫療政策是劃地自限的，主要為殖民部隊與行政當局服務。

本章在這些史學趨勢的基礎上探討殖民醫療互動的性質，以及它們對於醫療實作和醫療機構的影響。本章焦點是西方醫學和殖民主義的關係，而非檢視印度的伊斯蘭醫學（Unani）或阿育吠陀醫學（Ayurveda）等當地的醫療系統。在思考這樣的關係之前，必須先強調，殖民主義涵蓋了將近五百年的時間，而殖民互動發生在不同的地方、地理條件、氣候以及社會經濟與政治脈絡。這些區域與脈絡存在著顯著的差異：在澳洲或新西班牙（墨西哥）等追求自給自足的白人移民殖民地（settler colonies）與在非洲與南亞的殖民地不

同。在阿根廷與中國等所謂非正式帝國，經濟、文化與醫學的影響攜手並進。不同的帝國強權採取不同的做法，例如西班牙的殖民政府就比英國更為中央集權。這些差異形塑了殖民醫療的形式，在某種程度上也造就其複雜性。

✦ 種族與醫學 ✦

正如沃瑞克·安德森（Warwick Anderson）所指出，醫學史學者經常認為「生物醫學的身體一體適用」，且最主要的是白人的身體。[1]對當時的人而言，此種概念隱含對歐洲優越性的信念，這反映在吉卜齡（Rudyard Kipling）及其他作家的作品裡。種族差異的觀念滲透到殖民互動和帝國信念之中，並且影響殖民的行政和作為。受到薩依德（Edward Said）著作的影響，1980年代學者開始探討種族差異的觀念，以揭露醫學在多大程度上是文化帝國主義強而有力的施為者，以及殖民擴張如何促成種族範疇與科學種族主義（scientific racism）的出現。對權力的問題感興趣的歷史學者、人類學者與文學研究學者指出，種族如何在十八世紀的科學與知識分子圈取得堅實的知識地位，

---

1 Warwick Anderson, 'How's the Empire', *Journal of the History of Medicine and Allied Sciences* 63 (2003), p.464.

並且強調十九世紀以科學為基礎的種族主義如何轉變為二十世紀的種族衛生學（racial hygiene）。學者對於這樣的轉變為何及如何發生雖然缺乏共識，但他們都同意科學種族主義與殖民統治互相強化，而種族位階的框架又強化了歐洲優越性的信念。種族概念因此提供了思考歐洲殖民主義觀念的有用起點。

十七世紀，歐洲殖民擴張鼓舞了對種族差異的興趣。雖然種族的觀念取材自長久以來有關宗教與社會差異的既有觀點，但種族團體之間的區分被賦予新的意義，通常是藉由血緣或解剖的差異來加以概念化。在此一框架下，公開地將非洲人聯想到猿類，其特點是在性方面放蕩不羈、缺乏理性、暴力而醜陋。這些觀念助長歐洲人的優越感而正當化殖民權力，然而，種族到了十八世紀又取得了一個新的形構。笛福（Daniel Defoe）的《魯賓遜漂流記》（*Robison Crusoe*, 1719）顯示，雖然對食人族的幻想仍舊影響著通俗觀點，然而，新的種族觀點對於歐洲人自認與非歐洲人的差異提出了一套新的理解方法。影響這些觀點的不只是文化、宗教、政治與歷史傳承，也包括生物學和解剖學的研究。殖民主義是這些新種族觀念形成的關鍵，也提供種族理論的試驗場。

十八世紀的發現之旅為歐洲帶來許多新的動植

物與人體標本。解剖學家利用這些標本來建構不同
種族的位階，其內容包括強烈的地理成分，並取
材自當代對於性別與性差異的想法〔參見〈婦女與醫
學〉〕。解剖學者和自然學者採用「存有的巨鍊」（Great
Chain of Being）的模型；在這種模型中，自然界平順
地由最簡單進展到最複雜。瑞士植物學者林奈（Carl
Linnaeus）以及德國醫師布魯門巴赫（Johann Blumen-
bach）發展出完整的範疇來分類動物與人。由這些研
究發展出科學種族主義，解剖學者與自然學者的機
構與社會脈絡所蘊含的文化關切、個人信念與預設，
和他們所推動的生物學觀念或解剖觀念同樣重要。
解剖學者在他們的研究中將歐洲男性建構為傑出的
標準，視非洲人為明顯的低級種族，認為澳洲原住
民體質和文明不相容，因此注定滅亡。這樣的觀點
獲得奴隸制度辯護者的支持。

　　許多關於種族差異的理論被提出來解釋這些歐
洲人眼中的差異，而這些理論逐漸取得科學上的正
當性。環境論者借助聖經的觀念而論稱：由於亞當
和夏娃是人類共同的祖先，所以種族的特徵是由氣
候、飲食、文化與疾病等環境因素所造成，這些因
素改變了身體與行為。這樣的信念來自於通俗的環
境決定論觀點與希波克拉底學說。例如，環境論者
認為印度的極端氣候和豐饒的土壤造就了一個懶散

的種族；法國作家則強調熱帶氣候讓女人的性慾過強。這樣的觀點出現在當時有關科伊科伊人（Khoik-hoi）女性（又稱為霍屯督人〔Hottentots〕）的討論。雖然反奴隸運動採用這些觀點來強調所有的人天生都是平等的，然而環境的解釋促成人類的起源是白種歐洲人的想法，而退化過程是造成種族差異的原因。這些觀念讓十九世紀早期的作者得以表達出對於暴露在陌生環境下的不安（下詳）。

在 1780 年到 1830 年代間，隨著種族的界線更為僵固，這種環境取向遭到挑戰。此一種族思想的轉變，在很大的程度上來自於對人類特徵的固定性有了更為悲觀主義的評估，這樣的評估來自比較解剖學、在殖民地與當地人互動的報導、種族免疫力的觀念以及體質人類學、骨相學與測顱術（測量腦容量）的研究。於是導致以種族觀點標舉種族位階，並以此知識來支持社會與政治上的區隔。種族差異的科學觀念得以發展並廣泛傳播，以致於種族在十九世紀中期取得了明確的生物學意義，並強調氣候影響力的觀念（特別是在法國的醫學著作中）以及天生的種族特徵。歐洲強權殖民宰制的增長以及他們本身的優越感，進一步強化了歐洲人自以為代表理想身體形態與種族形態的信念。新的國族觀念支持這些觀點，用種族來強化國族主義的主張。工業化與科技發展進一步強調種族

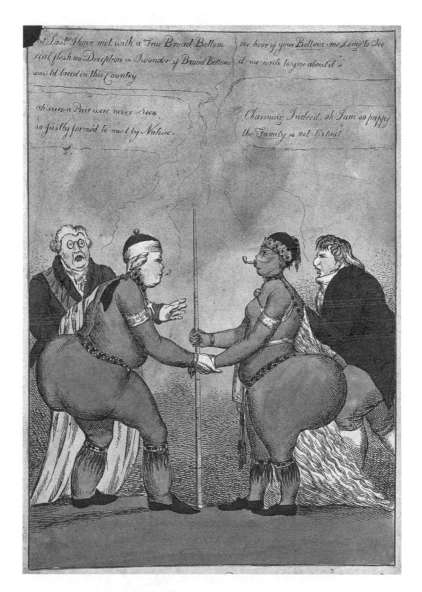

圖 12.1 ———《霍屯督的維納斯》（*Hottentot venus*）。
這幅石版畫呈現出兩名胖大女人，其中一人是霍屯督的維納斯。
圖像來源：Wellcome Library, London。

差異，並且被當成是歐洲優越性的證據。此外歐洲拓殖者的疾病經驗，使得歐洲人身體和殖民地人民有所差異的觀點容易受到接受。

在英國、澳洲與德國的骨相學研究以及對頭顱的度量，強化了種族差異，這些研究認為不同種族的頭顱反應了他們的智力，而某些種族是低等的，特別是非洲人和澳洲原住民。民族誌和人類學等新建立的社會科學以及地理學的研究似乎肯定了這樣的觀點，他們提出量化的證據來支持種族位階的觀念。

這些觀點並非無所不包。種族差異不一定與種族低劣直接相連，這點可見諸盧梭（Jean-Jacques Rousseau）「高貴野蠻人」（the noble savage）概念。距離、低教育程度以及專注於歐洲本身或地方事務，都會對帝國的觀念造成侷限。這同樣適用於種族思維。僅管如此，種族位階的觀念仍被熱烈用來支持某些國家或民族比較落後，因此有必要加以征服；甚至某些已經比較發達的民族也需要歐洲人的教導。科學種族主義不是帝國的必要前提，但種族位階的概念和殖民主義彼此互相加強。帝國主義者緊握著這些種族位階的理論，因為它們為殖民主義提供漂亮的辯護。

種族生物學差異的觀念在帝國主義全盛時代（約

1880到1910年）變得非常重要。例如，印度或開普敦早期的移民或許會和當地人通婚，但隨著白種家庭日益穩固，傳統關係受到重新界定。生物學上的差異、人類適應力的極限以及演化的位階更受強調。雖然種族位階在十九世紀中就被視為理所當然，達爾文的《物種原始》（*Origins of Species*, 1859）以及《人類起源》（*Descent of Man*, 1871），促使其他人將他的演化概念與選擇學說運用到人類社會，並建構種族位階。達爾文並未強調種族之間身體與智力上的差異，但其他人卻創造出一套很有彈性的社會達爾文主義。例如，德國的黑克爾（Ernst Haeckel）認為達爾文的猿人（ape-man）衍生出十二個物種，並宣稱地中海人是最為進化的。這所帶來的信念是，非歐洲人是原始、懶惰、淫蕩而不值得信任的，對非歐種族一律負面看待。雖然一般承認歐洲人容易罹患熱帶疾病，卻認為澳洲原住民等種族位階低下者，在社會上是注定失敗的。這些種族刻板印象在當時的辯論中受到廣泛使用，顯示殖民脈絡所發展出來的概念被帶回母國。從辯論都市化與都會窮人的性質時，借用了種族的語言和隱喻方式，就可清楚看到這點。種族、階級與貧窮等範疇常被混用，社會評論家經常使用「原始人」或「野蠻人」等字眼，喚起非洲的意象，這點可見諸卜威廉（William Booth）的《置身最黑暗的英格蘭及脫身之道》（*In Darkest England and the Way Out*, 1890）。對不良血緣、移民團體及非

洲人的恐懼，成為維多利亞時代歌德派文學和十九世紀晚期探險故事的常見題材。

1890與1900年代的體質人類學和種族導向的民族誌，透過提供一套表面似乎有如數學般精確的種族論證，強化了這些觀點。「種族進步」、「種族沒落」以及「種族衛生」等觀念成為更廣泛的身體隱喻之一部分，影響了社會科學以及關於國族狀況的辯論。優生學運動強化了白種優越性的信念〔參見〈公共衛生〉〕。它結合了對帝國種族體魄沒落的恐懼，以及歐洲國家能否捍衛其殖民地的憂慮。對優生學者而言，種族是個方便而具有可塑性的概念，它吻合其對國族生物標準的關切，以及對於國族人口不良成分之汙染效果的恐懼。納粹德國（1933-45）在1930年代採用的種族衛生政策，以及大屠殺（Holocaust）所出現的恐怖形式，被視為是這些觀念的最高峰。

反閃族主義（anti-Semitism）並不是德國的專利，例如法國第三共和時代（1870年到1940年）的政治就受到反閃族觀念的影響，二十世紀的種族衛生也不僅限於反閃族主義。二十世紀前半，亞非反殖民主義情緒的增長以及國族主義運動，刺激歐洲重新肯認白種優越性與控制權的種族觀點。這樣的焦慮在南非強化了種族隔離的意識形態，並鼓勵使用心理測驗來將黑人

劃入智力低落的範疇。英國的帝國主義團體在1920
與1930年代舉辦巡迴教育，鼓勵移民到它認為需要
「白種」的地方來維持歐洲霸權。在殖民地區演變出
來的種族偏見被帶回歐洲，有助於建構現代的種族主
義。例如，法國就借用殖民地的刻板印象來輕蔑對待
法國南部的居民，指控他們雜種、懶惰而且腦容量較
小。種族主義觀念表達出這樣的恐懼，並以殖民法律
來禁止不同種族之間的性關係與通婚。

　　事情的另一面，是兩次世界大戰之間出現的反種
族主義意識形態。德國的社會主義者批評種族衛生觀
念，而英國學術界則對於種族分析所帶來的政治後果
感到不安。面對納粹主義，在1930年代科學界反對
種族主義的聲浪增強，更多左派與自由派的科學家否
定種族主義是科學觀念。國際科學社群於1950年代
早期在聯合國教科文組織的支持下，否認種族是個能
用來辨認人類遺傳差異的科學名詞。聯合國教科文組
織借助於文化人類學這個新領域，論稱所謂種族的生
物學現象是種社會迷思。就個別國家而言，戰後揭露
的真相，像是法國維琪政權（Vichy France, 1940-44）的
作為，加強此一意識形態的轉變過程。然而，醫療化
的種族論述並未消失。貶斥種族理論並不意味著拒絕
認為種族有心理上和身體上的差異。種族概念仍舊引
起迴響，這可清楚見諸法國對北非移民的反應，以及

二十世紀晚期關於不同種族與不同族群社區健康差異的辯論，或是關於愛滋病的辯論。

　　種族的觀念對於塑造共同的文化與信念系統十分重要，許多歐洲醫師共享這樣的文化與信念。殖民醫學帶有種族主義的面向，而種族概念則影響了公共衛生政策；但種族主義的理論與實踐又經常出現分歧。在不同的殖民與非殖民脈絡存在著不同形式的種族歧視。雖然科學種族主義、種族刻板印象以及歐洲對於種族位階的看法被用來正當化種族主義，但形塑殖民互動與殖民醫學的並不僅限於種族觀念，還包括殖民政權所遭遇到的問題。下一節將檢視這些問題。

✦ 帝國與疾病 ✦

　　疾病提供歷史學者一個重要的焦點，來考量殖民主義的衝擊以及殖民強權所採取的控制策略。廣泛的敘事經常結合瘧疾這類個別疾病的研究，雖然焦點經常放在戲劇性事件，而非日常生活。早期研究認為殖民主義與歐洲的干涉帶來健康的提升，晚近研究則越來越強調殖民擴張所帶來的高死亡率，以及西方醫學在應付熱帶疾病的相對無效。帝國的歷程乃至殖民主義所建立起來的結構是如何助長了疾病和死亡，開始和疫病連結在一起考察。例如，對於非洲的研究顯

示，在1930年之前，與歐洲征服併發的是生態與疾病的災難時期。有一派學說認為，改善交通、遷徙與部隊移動所帶來的人口分佈，助長了疾病的傳播。另一派學說則認為殖民主義剝奪了原住民控制其環境的能力，也摧毀了既有的生態，而創造出疾病猖獗的環境。此一災變說學派強調，正如西班牙在十五、十六世紀殖民美洲的案例所顯示，殖民主義透過日益頻繁的接觸與交通、戰爭、農業變遷和都市化，帶來了毀滅性的後果。雖然很難估算殖民主義的代價，但在某方面帝國主義持續或擴大既有的健康不平等，另一方面它創造出新的健康問題。

十六世紀的發現之旅，對於它所遭遇的人群而言是場災難。西班牙人來到美洲，從歐洲帶來了天花、鼠疫、麻疹、水痘與流行性感冒等疾病，此外也從非洲帶來了黃熱病與瘧疾，它所摧殘的不只是美洲印第安原住民，還包括加勒比海的人口。美洲不是殖民遭遇帶來疾病的唯一地方。在太平洋島嶼與紐西蘭，麻疹這類的疾病在十八世紀殺死大量當地人口。雖然歐洲帝國主義在南亞或稍晚在非洲的增長，並沒有像在美洲那樣對原住民族帶來同樣的災難後果，殖民主義仍舊和疫病關係密切，它帶來結核病這類新的本土型疾病，並且散播腳氣病這類營養不良疾病。隨著1750年之後接觸益愈密集，霍亂、天花、流行性感

冒與麻疹等疫病也隨之增加。當探險家、士兵與商人進入內地，當地原住人口便暴露於他們缺乏抵抗力的新病原。例如白人移民來到北澳洲，對於原住人口的健康有著不利的影響。大多數的殖民區域在1890與1900年代出現了一系列霍亂、天花，然後是肺鼠疫的疫情。當時的理論將這些疫病歸因於非歐洲人是種「處女地」。誠然，地區的地理環境條件創造出不同的疾病模式，但對歐洲人而言，南美洲、非洲和南亞都是不健康的地方。

殖民政策促成疫病與地方風土病的增加。尋找工作、強迫遷徙及奴隸貿易，增加暴露於疾病的機會並有助於疾病的傳播。貿易擴張也有同樣的效果：例如天花與昏睡病（sleeping sickness）就沿著貿易路線傳播。殖民戰爭帶來直接的衝擊，導致社會結構的崩潰與失去對環境的控制，殖民士兵的強暴行為則助長了性病的傳播。上述是殘暴的例子，但征服與殖民政策還有其他影響疾病模式的方式。商業與農業在南亞與非洲的擴張導致生態變遷，改變了地方生態與疾病模式。例如新的灌溉渠道提供蚊子理想的繁殖場。社會與政治危機創造出來的環境，使得鼠疫能在1896年之後摧殘印度達二十餘年之久，至少導致一千兩百萬人死亡。由於廣泛的貧窮、對疾病的低免疫力以及不良的都會環境，印度容易受到疾病侵害，再加上現代的交

通與貿易網絡，更助長了疾病的傳播。用來撲滅某一疾病的計劃，有可能讓另一種疾病出頭。例如莓疹病（yaws）與梅毒在某種程度上有共通的免疫力，1920與1930年代在肯亞殖民地消滅莓疹病的做法，導致梅毒在1940與1950年代增加。帝國主義者和他們的批評者，要到1920年代才注意到殖民政策導致高程度的疾病。

受到影響的不僅限於被殖民人口的死亡率模式與罹病模式，歐洲移民在遭遇到一些過去未知或大多已經從歐洲消失的疾病時深感威脅。至少在十八世紀之前，敗血病殺死長程航行的船員，移民也遭遇到新的疾病。雖然某些疾病，像是昏睡病，很少影響到移民；但其他的疾病則對殖民主義構成威脅，在十八世紀的拉丁美洲與加勒比海，黃熱病對移民與商人構成重大問題。非洲則和疾病聯想在一起。十九世紀用死亡的意象來形容殖民地非洲是「白人的墳墓」，特別是當殖民者在追尋資源時，遷徙到當地人所認定的不健康地區。這樣的意象成為一般人對於非洲大陸的認知，並形塑了醫療上和政治上的反應。不過殖民者不只在非洲遭遇到生命損失，在南亞與拉丁美洲很少有歐洲墾民能逃得過瘧疾。霍亂和痢疾帶來相當高的死亡人數；黃熱病對歐洲移民的毒性似乎遠高於當地人口。

殖民擴張促使對殖民的健康風險進行檢視。十七世紀出現一套關於「炎熱氣候」的文獻，醫學作者討論高溫、潮溼以及日曬對於健康的影響。到了十八世紀初期已經出現了數量龐大的熱帶疾病文獻。這些文獻大多數把焦點放在加勒比海和東印度群島（約今日的印尼），英國、法國和荷蘭在這些地區都有重要的航海利益與貿易利益，並且將高死亡率和環境與氣候連結在一起。這些作者大多採取白種人、菁英主義與男性的觀點，斷言歐洲人可透過風土適應（acclimatization）的過程來取得對熱帶疾病的免疫力。風土適應的觀念提供一套科學準則，對於農業與醫療等領域有實用上的幫助，並且創造出一種樂觀看法，認為歐洲移民能夠適應當地，對當地疾病產生免疫力。雖然風土適應的觀念在十九世紀仍舊流行，特別是在植物學和農業方面，但印度與非洲的白種移民和外界評論者的說法，則呈現出一幅高死亡率與日益令人沮喪的景象。在醫學文獻和旅行書寫中，確實出現對於歐洲殖民更為悲觀的看法。種族觀念被用來解釋為何殖民者在新的環境會面臨生理與精神的崩潰，宣稱種族因素使他們難以應付當地環境。不同種族對於疾病有不同的免疫力，這樣的觀念具有驚人的韌性：它對於難以適應的歐洲移民具有說服力，而對於那些害怕風土適應意味著取得當地人特徵的人而言，它則帶來安慰。

雖然歐洲人容易罹患當地人擁有天然免疫力的熱帶疾病（像是瘧疾），宿因（predisposition）的觀念仍被用來解釋為何熱帶種族容易感染新的疾病。十九世紀晚期日益接受細菌學的疾病解釋，而把焦點放在當地人與疾病環境所帶來的危險。儘管當地人能夠適應地方疾病，他們卻也被視為感染的儲主（reservoirs），助長了病態原住民這樣的迷思。在非洲人的血液中發現瘧疾寄生蟲的存在，為非洲人是瘋瘋等疾病的天然帶原者的想法提供了基礎。認為當地人的身體是地方病原儲主的觀念，強化了飛地式的處理方法（enclavist approach），[2] 並且為殖民國家嚴酷的干預提供辯護，正當化了種族主義的觀念，這在南非特別明顯。

當殖民醫師遭遇到他們眼中的新疾病，或是熟悉的疾病以新的、毒性更強的形式出現時，熱帶疾病的性質促成醫師去反思歐洲醫學知識。雖然並非所有的醫療人員都這樣認為，有些人毫不認為地理或氣候有何重要性，但十八與十九世紀對於醫療地誌學（medical topography）的興趣，強化了環境決定疾病的既有觀念〔參見〈公共衛生〉〕。殖民醫療人員採用這些觀念，強調氣候與地形如何影響疾病的發生。在印度與非

---

2 〔譯注〕意指少數白人殖民者聚居在與周遭當地人區域隔絕的「飛地」，以避免疾病感染。

洲，歐洲人把熱、腐敗與瘧疾連結在一起，而論稱居住在高地以及採取常規的衛生措施，會減少瘧疾等疾病的風險。即使在1920年代，醫師仍舊支持用氣候與環境的觀念作為解釋熱帶疾病的基礎。這套想法認為因高溫或熱帶疾病而病倒是生物學的後果，提供了讓移民安心的解釋架構，並影響了殖民醫療政策。

✦ 殖民醫學 ✦

我們必須謹記，簡潔的範疇是很難套用在不同的殖民地、不同的強權與不同的區域，然而帝國的確徵用了公共衛生與醫療來為其服務。引進西方醫學以及給予當地醫療人員西式的訓練，不只肯定了殖民國家現代性與文明聲望，也被認為是拯救當地人免於當地醫學與迷信的危害。正如法國醫療人員在阿爾及利亞的活動所彰顯，醫療人員的探險有助於開拓新的領域並提供相關資訊。殖民醫師不只提升殖民統治的支持度也形塑了行政政策，公共衛生行政則提供殖民國家該如何運作的洞見。醫療與公共衛生政策也協助保有與擴張殖民地：接種牛痘和以奎寧預防瘧疾，常被認為是協助歐洲在亞洲與非洲擴張的關鍵。

帝國或許提供了新的科技、新治療觀念的試驗場（或實驗室），但在大多數時候，殖民者最初關心的是

他們自己的健康。例如西班牙王室關切的是派駐在美洲殖民地部隊的健康，以達成殖民的目標。同樣的模式也出現在十九世紀下半的澳洲北部，採取的措施是要保護少數的白人墾民。醫療服務與衛生計畫都集中在歐洲人或其軍隊的所在地，因此都會和沿海地區的醫療供給，比鄉村地區來得好。歷史學家稱這種做法為飛地式的。

就控制那些威脅殖民地社會經濟與部隊安危的疾病而言，公共衛生與環境計畫成為協助屯墾或貿易所不可或缺的努力。因此衛生改革的焦點放在鼠疫與天花等對歐洲士兵、移民與殖民利益造成最大影響的疫病。例如印度在1857年的叛變之後，英國有必要派遣更多的士兵以保護印度免於再度出現這樣的起義，隨之而來的部隊面臨高罹病率，使得減少死亡率的衛生改革成為焦點。然而，殖民醫學與衛生並不僅限於環境控制、疫苗接種或奎寧的預防性投藥（防止瘧疾）。衛生政策標示著對被殖民者的身體發動前所未有的進攻，並且影響了種族隔離的政策。對於霍亂與天花的恐懼，在納塔爾（Natal）與德蘭室瓦（Transvaal）導致對印度人與南非人的隔離，因為他們被認為是疾病的儲主而必須加以處理。對於疫病的反應有時是嚴酷的。在塞內加爾，如果違反黃熱病隔離措施的話，可能受到的處罰包括罰鍰、終生監禁或死刑。二十世

紀初期在印度與南非用來對抗鼠疫的措施，把目標放在被認為不衛生的個人和區域（主要是貧窮區）。在印度進行了逐屋搜索與人身檢查，消毒或拆毀建築物，某些區域的住民則被撤出，鼠疫感染者則遭到隔離。南非對鼠疫的反應也同樣嚴厲：開普敦當局將六到七千名非洲人遷移到魚陸谷（Uitvlugt）的另一個屯墾區。這些反應被認為是南非創造出種族隔離社會的關鍵事件。

這些廣泛的概括，掩蓋了醫療互動與政策的複雜性、誇大其影響力，而很少注意到不同殖民地或不同脈絡的理論與實作狀況。公共衛生措施的有效性不一，干預的程度深淺有別。當西方醫學觀念與政策和當地社會風俗發生衝突時，其影響力就受到更多限制。例如在印度，政府控制鼠疫的政策和民眾與宗教價值觀發生衝突，激起了反對的聲浪和暴動，使得政策遭到修正。這些做法也不見得完整一致。就像殖民擴張的其他領域一樣，多樣做法在醫學中有其重要性，而這經常導致在策略上與實作上出現混雜的狀況。正如沃博依思（Michael Worboys）所指出，澳洲等白人移民的殖民地的主要目標是重新建立起歐洲式的醫學機構；在非洲只有少數歐洲軍隊與行政機構控制廣大而人口稀薄的區域，歐洲醫療涵蓋甚小並且以維護

軍事效能為優先。[3] 距離與資源都對殖民權力與權威造成限制，醫療權力亦然。醫療互動與政策所揭露出來的，不是一個無所不在的殖民國家機器與歐洲霸權凌駕在受壓迫的被殖民者身上，而是殖民主義與權力的極限。通常殖民者的數量很少而其領域卻很廣闊，這對殖民統治造成障礙，並且使得西方醫療的傳播受到延緩。醫療也不是個均質的實體。歐洲醫療人員來自不同的國家醫學傳統，形塑了他們的做法，同時他們也在不同的殖民、政治、經濟文化與機構脈絡中工作。

　　殖民地在不同的時間做不同的事情，殖民強權在不同的地方採用不同的政策。例如，錫蘭（斯里蘭卡）的醫療勤務聘用受過西方訓練的當地醫療人員，這和英殖印度不一樣，雖然兩個殖民地都在英國的控制下。正如奈及利亞的例子所清楚顯示，區域與當地的條件與機關，還有殖民醫官的抗拒都很重要。當地的行政人員或醫療人員能夠阻撓中央的政策、修改它們或自行創造出新政策。例如，旁遮普（Punjab）的衛生措施，就因為專業人員與行政人員的不和而無法順利實施。當地的醫療人員也會為了避免引起騷動或反對而縮限行動。衛生計劃也不見得都能成功。到了十九

3　Michael Worboys, 'Colonial and Imperial Medicine', in Deborah Brunton (ed.), *Medicine Transformed: Health, Disease and Society in Europ, 1800-1930* (2004), pp. 211-38.

世紀末，殖民衛生官員默默承認殖民政策使得衛生問題一直存在：例如在孟買，改善供水的努力導致該城某些區域被地下水浸潤，形成以水或昆蟲為媒介之疾病的完美滋生場地。

殖民國家也不必然是殖民醫學最主要或唯一的行動者。當國家醫學的供應只限於歐洲平民或士兵時，傳教醫療能到達更廣的範圍。到了十七世紀，天主教會在新西班牙（今墨西哥）的醫院設立與提供藥物給私人醫療工作者等方面扮演主要角色。基督教傳教士在中國、日本與印度成為西方醫學的重要提供者，稍後隨著十九世紀末殖民擴張的焦點區轉移，他們在非洲也扮演重要角色。1850年之後，正式的醫療傳教工作擴展了傳教士的接觸範圍──對傳教士而言，醫療提供了一套有效的手段來挑戰他們眼中迷信的力量，保護傳教士本身的健康，同時也是爭取當地人改變信仰的工具。例如在中國，醫院或施醫局的設置經常是這類醫療傳教工作最為明顯的象徵。

關於西方醫學移轉到殖民地區的研究裡，雖然有越來越多歷史研究興趣強調殖民地的抵抗，但殖民醫學互動過程很少是單純的宰制或抵抗。例如日本在明治維新（1867-68）之後，政府主動拒絕中醫而偏好西方醫學。在其他地方，不論西方醫療或傳統醫療都

無法取得獨占的地位。殖民醫療與當地醫療的理論與實作不見得有根本的差異，這使得觀念與做法的交流得以可能。例如，近現代時期西班牙殖民的美洲，原住民與非洲醫療體系有其相似性，他們都相信超自然的力量與藥用植物，這有助於觀念的交換與傳播。雖然在十八、十九世紀西方醫療與當地醫療的差異變得更為顯著，但彼此之間仍舊是一種互動的過程，而不是一個體系完全取代另一個體系的情況。正如帝國的其他面向一般，殖民者會利用當地的傳統與做法，特別是當資源有限而所在地又很遙遠孤立時。多元主義——或可視為彼此增益——非常重要，西方醫師或護士越遠離制度化的西方醫學中心時，這種多元主義就越鮮明。

西方醫學的某些面向確實吸引當地人的支持。例如，當地人確實有相當意願嘗試西方藥物，特別是許多以植物或礦物製成的藥物和當地療法很相似時。設立醫院或許會賦予帝國統治者或傳教士正當性，但統治者與傳教士也受到當地人利用並適應當地文化。相逢兩造相互影響。十七世紀晚期前往印度的旅遊者提到，歐洲醫學是多麼不適合處理當地的疾病，即使在十九世紀殖民移民者也願意使用當地的療法。例如哈麗葉‧迪肯（Harriet Deacon）就指出十八世紀非洲的荷蘭人就採用科伊人（Khoisan）的某些接生做法與黑人

產婆，特別是碰到難產的時候。[4]

　　使用當地醫療知識與醫療人員，在十九世紀依舊持續。在西印度群島、東印度群島及非洲，醫療人員採用某些美洲原住民或非洲奴隸的醫療做法。原住民療法常被用來代替更為昂貴的歐洲藥物。與其積極撲滅當地療法的使用，歐洲醫師選擇藥物的指導原則是：找出所在地最盛行之疾病的療法，並接受當地醫療人員的建議。西方醫師在錫蘭等地方採用當地療法，以說服當地人接受西方做法的有效性。要到外科的改良以及有效的藥物治療與疫苗發展，使得西方醫學和其他文化的醫療體系鴻溝擴大之後，西方醫療才加強其掌控能力。多元主義在十九世紀大多數時候仍相當重要。因此殖民醫療互動很少只是簡單的宰制或抵抗的問題。

✦ 熱帶醫學 ✦

　　歷史學者強調，帝國醫學（imperial medicine）如何在二十世紀遠離早期的環境主義觀點，轉而把焦點放在那些對歐洲移民造成最大傷亡的病媒傳播之寄

4　Harriet Deacon, 'Midwives and Medical Men in the Cape Colony before 1860', *Journal of African History* 39 (1998), p.289.

生蟲疾病。歷史學者沃博依思關於英國的早期著作，批判性地評估熱帶醫學知識的發展，闡明它如何和政策、行動者以及「建設性帝國主義」（constructive imperialism）的意識形態有關（參見進階閱讀）。到了1990年代沃博依思的研究影響了其他歷史學者，將注意力放在中心與邊陲的關係。研究顯示，熱帶醫學的使用方式依當地脈絡而定，但也指出熱帶醫學有助於帝國的醫療化。

英國醫師萬巴德（Patrick Manson）以及朗納德・羅斯（Ronald Ross）在1897年發現瘧蚊會傳播瘧疾，以及接下來對於病媒傳播之寄生蟲疾病的研究，標示了熱帶醫學的濫觴。身為英國在此一領域的領導專家，萬巴德確實如此宣稱。然而，熱帶醫學並不始於萬巴德與羅斯。阿米可・畢納尼（Amico Bignami）與朱賽佩・巴斯提亞內里（Giuseppe Bastianelli）這兩位醫師，以及動物學者喬凡尼・巴提斯塔・葛拉西（Giovanni Battista Grassi）同時也在義大利進行瘧疾研究。細菌學在1880和1890年代的擴張所打下的基礎，讓研究興趣從環境轉變為病媒傳播之寄生蟲疾病，並鼓勵將焦點放在特定的病原。某些致病細菌的辨識與培養以及疫苗的研究，似乎為對抗疾病提供實用的效益〔參見〈科學與醫學〉〕。由於流行病和風土病的盛行程度，殖民脈絡創造了進行深入研究的有利條件。這樣的做法

清楚呈現在德國細菌學家柯霍（Robert Koch）在1880
年代於埃及的霍亂研究，以及英國在1890年代於印
度進行抗類傷寒血清的注射實驗。熱帶醫學專家集中
探討產生熱帶疾病的微生物與寄生蟲，研究的焦點也
從在實驗室中辨識出致病因子，轉變為研究殖民地區
的昆蟲病媒、生態與衛生。

　　瘧疾研究辨識出的寄生蟲－病媒傳播機制，成為
其他研究的模型。熱帶疾病的觀念焦點從病菌轉移到
寄生蟲賴以生存的氣候，熱帶醫學的建構則環繞著寄
生蟲的生命史。發現新的病原與病媒會帶來可觀的科
學聲望，這促成利物浦（1898）、巴黎（1901）與布魯
塞爾（1906）等地數所熱帶醫學校的創設，也帶來國
際競爭與國族主義的裝腔作勢，瘧疾研究尤其如此。
醫師和細菌學者努力理解熱帶疾病的病因學，對相關
的昆蟲進行分類登錄，並努力消滅疾病。隨著其他寄
生蟲病媒的發現——例如傳播昏睡病的采采蠅——熱
帶醫學在實作上出現了改變，強調要消滅寄生蟲、其
傳播病媒以及它們賴以產生的環境。歐洲的醫學理論
或實作從來不是熱帶醫學的唯一來源。例如，在日後
贏得諾貝爾醫學獎的查爾斯・尼可（Charles Nicolle）的
領導下，突尼斯的巴斯德研究所進行了關於鼠疫的重
大研究。殖民地的醫療人員使用其經驗來挑戰歐洲的
醫學觀念，並且進一步加以發展。因此，熱帶醫學許

多方面是在殖民的脈絡中發展的。殖民地學校提供了塑造熱帶疾病知識的主要地點。

　　其他的因素也創造出有利於熱帶醫學應用的脈絡。這和十九世紀晚期的新帝國主義大有關係。「瓜分非洲」、法國第三共和使用帝國作為象徵性的統一力量，以及試圖創造出歐洲人可以不受疾病侵擾的環境，以利剝削殖民地的資源，這些事例所具現的歐洲強權國際競逐，說服了殖民行政官員對熱帶醫學進行投資。此一擴張正好碰上一系列疫病的流行，激勵殖民強權在政治上支持熱帶醫學，以及對研究進行實質投資（像是對昏睡病的研究）。征服瘧疾、黃熱病和昏睡病會帶來政治與經濟的效益，也是進一步鞏固歐洲殖民主義的手段。因此熱帶醫學立刻獲得那些鼓吹帝國擴張者的支持，並且整合到殖民地的醫療衛生計劃。

　　熱帶醫學被視為提供一套預防的介入辦法，透過公共衛生措施來殺死寄生蟲或病媒，或是打破傳播的循環。隨著撲滅的想法獲得支持，熱帶醫學在策略上偏好集中對付特定疾病；這樣的發展也使得熱帶醫學被形容為殖民的工具。然而，這類政策經常經費不足，而且是在匆忙之下以強制手段執行，這點可清楚見諸北薩伊或者是比屬剛果處理昏睡病的努力。這方

面的努力包括透過灌溉計劃或砍伐森林來管理地方生
態、將當地人從烏干達或北澳洲等被認定為傳染源的
地方遷出，或是為歐洲移民建立起防疫封鎖線——
此種政策在非洲強力執行，並且用衛生的理由來正當
化種族隔離。法國和德國偏好的做法則是發展預防性
投藥與化學治療。用殺蟲劑來殺死寄生蟲或昆蟲，儘
管在1940年代引進DDT之前，這些殺蟲劑都效果有
限。也有一些個人措施，像是穿保護性的衣服以及在
蚊帳中睡覺，這些常規也變成帝國形象表徵的一部分。

　　然而延續性依舊存在。私人非營利組織如美國的
洛克斐勒基金會、醫療傳教機構以及傳教士，繼續在
殖民醫療服務發展上扮演關鍵角色。例如蘇格蘭教會
在肯亞率先進行莓疹病的撲滅，其所採用的方法後來
被殖民國家所採用。1940與1950年代，來自南非社
會各階層大量的證言顯示，許多人由於希望被治癒而
受到教會吸引。醫學和福音運動結合所帶來的西方醫
學代理人，要比國家或地方醫師來得更強而有力。

　　隨著歐洲移民死亡率的改善，出於自利而強調要
改善被殖民者的健康，成為1920和1930年代殖民醫
療政策的特徵。兩次大戰之間，由於要求改變的壓力
增加，而常被視為是帝國統治與殖民醫療勤務的分水
嶺。在1914年之前，殖民醫療官員大多只對歐洲墾

民負責；到了1920年代殖民強權，像是法國在印度
支那和比利時在剛果，都開始為當地人發展國家醫療
服務，並且進一步試圖消滅或控制特定疾病。例如，
英國在烏干達將居民從采采蠅肆虐的地區遷徙到新的
屯墾地，在面臨嚴重人口危機的情況下，開始為當地
人建設醫院和施醫局。公家醫療工作開放給受過西方
醫學訓練的當地人，也設立了殖民地的醫學院。

由於恐懼當地人將疾病傳播給白人移民，確實促
成殖民政府努力將醫療照護延伸到當地人身上。殖民
強權試圖發展殖民地經濟，而非洲與遠東的醫療勤務
的目標，就是要支持這樣的努力。在其它地方，社會
動盪的滋長和國族主義運動的出現，使得殖民強權集
中注意而開始感到對殖民地有更多的義務，這又夾雜
了對抗反殖民情操的必要，以及想要限制當地治療者
和統治者的政治與社會力量。醫療，特別是公共衛生
和政府經費支持的醫院，成為達成此一目標的手段。

如印度和肯亞的例子顯示，雖然二十世紀西方醫
學醫療服務的市場擴張，然而，對當地人需求的無
知、人力不足、財政資源困難、西方醫療的侷限以及
地方的反對，使得殖民醫學政策無法全面涵蓋。疾病
控制政策，像是南非控制傷寒的除蝨計劃，或是在比
屬剛果以特殊的營區來隔離罹患昏睡病的病人，反映

了殖民醫療當局對待當地人的惡劣方式，而引發相當的對立。對住院的恐懼、對殖民醫療的反感，以及對當地原住民治療者的信心仍舊強勁，使得許多人不願意尋求西方醫療照護。

僅管一方要強力限制當地固有的醫療，另一方則抗拒西方醫療的入侵，仍然出現各式各樣的療法和治療者。如同十九世紀一般，本土與西方的醫療系統在二十世紀經常重疊，向何者求助或是同時向兩者求助，受到個人選擇、地方習俗與文化、管道與資源，以及需要治療的疾病所影響。罹患麻瘋這類無法治癒的疾病，病人比較願意接受本土治療方法，因為本土治療者通常比較便宜。殖民當局意識到這樣的狀況而試圖管理當地治療者，但也想將本土治療者排除在醫療市場之外，這點在非洲尤其如此。不過，不同的區域和地理環境有不同的情況，大多數的殖民醫療服務仍舊集中於歐洲人居住的區域。公共衛生是以窮人為目標，治療服務則仍舊偏好富裕的都會歐洲人。後殖民的醫學改革持續複製這樣的區分。

✦ 西方醫學與開發中世界 ✦

解構殖民的過程於 1940 年代晚期在南亞展開，在非洲則於 1950 年代晚期展開。到了 1960 年代中，

這不只帶來許多前殖民地的政治獨立，也包括某種程度的醫療獨立。然而，即便達成某種程度的醫療自主，並不意味西方醫學在1945年之後就不再干預非洲或南亞。殖民主義的遺產之一是醫療、經濟與政治上的依賴，衛生的國際主義以及偏好西方式解決方案的援助團體又強化了這種依賴。世界衛生組織、美國的技術援助計畫，還有蘇聯，都在醫療照護的提供與疾病撲滅計劃裡扮演重要角色。例如，世界衛生組織就贊助了一系列計畫，內容涵蓋兒童疫苗接種到支持公共衛生和基層照護提供。援助計劃數量不斷增加，並設置（災難與饑荒的）緊急援助計劃。然而，對抗傳染病的努力仍主導世界衛生組織的工作，這點清楚見諸其疫苗接種計劃。由於世界衛生組織和其他國際機構仍被前殖民強權由上而下的生物醫學議程所主導，這樣的政策延續了殖民醫學根深蒂固的興趣。有些人相信這樣的政策是對過去殖民統治的補償，其他的人則認為這來自於一種錯誤的信念，認為被貼上開發中標籤的國家，經濟落後的重要原因是健康不良。

連續性在醫療場域的重要性更勝於其他的後殖民主義領域。殖民醫療既有的供應模式和對本土醫學的成見，在1945年之後仍被複製。儘管許多新興獨立國家的衛生政策理念，是要將健康照護延伸到所有的人，但是戰後初期的發展支撐了對西方醫學

優越性的信念，鼓勵西方式、都會式以及以醫院為
基礎的做法，並持續投資疾病防治計劃。非洲統治
者支持發展醫療服務的重大努力，以便展示他們改
善人民生活的決心，但他們當中有不少人引進了西
方的態度、醫療科技和藥物，卻忽略了服務大多數
人口居住的鄉村地區。

　　對於西方醫學效用的信心，往往和獲得的成果不
成比例。儘管消滅天花或莓疹病等傳染病的計劃，在
表面上獲得成功，但戰爭、貧窮、饑荒、不同的醫療
文化、跨國製藥公司日益增加的影響力，以及有限的
資源，都對開發中世界的健康水準有相當大的影響。
例如，醫學訓練的管道有限常導致後殖民國家缺乏醫
師。某些案例是經費常被挪用來設立昂貴的西式醫
院；某些案例則是有待解決的問題的規模太大，例如
撲滅瘧疾就是如此。某些計劃的失敗則反映了對當地
文化和醫療傳統仍舊缺乏認識。西方式做法的限制到
了 1960 年代開始凸顯。在世界衛生組織以及聯合國
兒童基金會（United Nations International Children's Emergen-
cy Fund, UNICEF）的推動下，1970 年代注意力開始從
以醫院和醫師為中心的照護，轉向基層健康照護。但
正如其他的領域一般，通常修辭更勝於實際。財政的
限制、政治的敏感問題以及來自西方製藥工業——或
所謂的大咖藥廠（Big Pharma）——想要保護其藥物市

場而來的壓力，阻撓了特定領域的健康照護，例如愛滋病防治計畫就是如此，並且導致狹隘地聚焦於某些特定的健康問題。

✦ 結論 ✦

　　二十世紀上半西方熱帶醫學取得成功，然而愛滋病這類新興傳染病的出現、舊的疾病的重新浮現，特別是瘧疾，以及亞洲和非洲因為生活習慣引起的疾病增加，凸顯了西方醫療介入的侷限，以及醫療和殖民主義的多層關聯。在殖民的脈絡下，即便醫療在伸張西方觀念與做法時，發揮了意識形態的作用，歐洲知識絕非由殖民權力、鎮壓與暴力所構成的封閉體系。殖民醫療和熱帶醫學隨著政治、軍事、地理、流行病和經濟的脈絡變遷而有所調整。雖然因應疾病的努力常畫地自限，在都會區之外尤其如此，但在其他領域則發展出混種或多元的醫療照護形式。然而，殖民政策有其侷限。這可見諸於南非的狀況，社會經濟條件和法律控制使得當地人在二十世紀繼續使用原住民醫療。儘管全球健康規劃越來越由國際組織所推動，發展中國家的健康照護體系仍維持多樣而零碎的模式，陷入依賴自費照護、自我救助和傳統治療者以及大藥廠壓力的夾縫之間。在殖民與後殖民的場景中，醫療似乎從非單一不變或直接了當。

進階讀物

❖ 醫療與帝國的史學概論有好幾篇，其中 Shula Marks, 'What Is Colonial About Medicine? And What Has Happened to Imperialism and Health?', *Social History of Medicine* 10 (1997), pp. 205-19。

　　Richard Drayton, 'Science, Medicine, and the British Empire', in Robin W Winks (ed.), *The Oxford History of the British Empire, vol.5: Historiography* (Oxford: Oxford University Press, 1999), pp. 264-76。

　　Waltraud Ernst, 'Beyond East and West', *Social History of Medicine*, 20(2007), pp. 505-24 是好的起點。這些綜覽勾勒出關鍵的研究與取徑。

❖ 至於殖民醫學與熱帶醫學易讀的綜覽，則可參閱 David Arnold (ed.), *Warm Climates and Western Medicine: The Emergence of Tropical Medicine 1500-1900*(Amsterdam: Rodopi, 1996) 的導論。

　　Michael Worboys, 'Colonial and Imperial Medicine', in Deborah Brunton (ed.), *Medicine Transformed: Health, Disease and Society in Europe 1800-1930* (Manchester: Manchester University Press, 2004), pp.211-38。

❖ 種族與醫學是個複雜的議題，一開始最好參閱 Waltruad Ernst and Bernard Harris (eds), *Race, Science and Medicine 1700-1960* (London: Routledge, 1999)。

　　Warwick Anderson, 'Disease, Race and Empire', *Bulletin of the History of Medicine*, 70 (1996), pp. 62-67。

❖ 關於醫學作為「帝國的工具」，參閱 Daniel Headrick, *Tools of Empire: Technology and European Imperialism in the Nineteenth*

Century (New York and Oxford: Oxford University Press, 1981)。

　　Roy Macleod and Milton Lewis (eds), *Disease, Medicine, and Empire: Perspectives on Western Medicine and the Experience of European Expansion* (London: Routledge, 1988)所收的論文則挑戰現代化與發展的傳播論模型。

❖ 關於西方醫學與原住民社會的關係，參閱David Arnold (ed.), *Imperial Medicine and Indigenous Societies* (Manchester: Manchester University Press, 1988)。

❖ 關於帝國如何影響西方醫學理論，Alan Bewell, *Romanticism and Colonial Disease* (Baltimore, MD: Johns Hopkins University Press, 2003)，以及Ann L. Stoler, *Race and the Education of Desire: Foucault's 'History of Sexuality' and the Colonial Order of Things* (Durham, NC: Duke University Press, 1995)，是很好的範例。

David Arnold, *Science, Technology and Medicine in Colonial India* (Cambridge: Cambridge University Press, 2004)以及Mark Harrison, *Public Health in British India: Anglo-Indian Preventive Medicine 1859-1914* (Cambridge: Cambridge University Press, 1994)進一步說明印度的醫療如何依當地環境而調整。

❖ 關於疾病模式（disease patterns）有大量的文獻：

　　關於近現代世界請參閱Noble Cook, *Born to Die: Disease and New World Conquest 1492-1650* (Cambridge: Cambridge University Press, 1998)，或是Alfred Crosby, *Ecological Imperialism: The Biological Expansion of Europe 900-1900* (Cambridge: Cambridge University Press, 2004)。

　　關於十九與二十世紀則參閱John Farley, *Bilharzia: A History of Imperial Tropical Medicine* (Cambridge: Cambridge University Press, 1991)；Marynez Lyons, *The Colonial Disease: A Social*

History of Sleeping Sickness in Northern Zaire 1900-40 (Cambridge: Cambridge University Press, 2002) 以及 Philip Curtin, *The Image of Africa: British Ideas and Action 1780-1850* (London: Macmillan, 1965)。

Philip Curtin, *Death by Migration: Europe's Encounter with the Tropical World in the Nineteenth Century* (London: Macmillan, 1989) 這本優秀的著作，廣泛地探討殖民主義與死亡率的關係。

❖ 關於殖民醫學與權力，參閱 David Arnold, *Colonizing the Body: State Medicine and Epidemic Disease in Nineteenth-Century India* (Cambridge: Cambridge University Press, 1993)；或是 Megan Vaughan, *Curing Their Ills: Colonial Power and African Illness* (Cambridge: Polity Press, 1991)。

對殖民醫學的抵抗，參閱 Luise White, *Speaking with Vampires: Rumour and History in Colonial Africa* (Berkeley, CA: University of California Press, 2000)；或是 Andrew Cunningham and Birdie Andrews (eds), *Western Medicine as Contested Knowledge* (Manchester: Manchester University Press, 1997)。

關於二十世紀的著作較少，不過 Randall M Packard, 'Post-colonial Medicine', in Roger Cooter and John Pickstone (eds), *Medicine in the Twentieth Century* (London: Routledge, 2000), pp.97-112 是篇優秀的綜覽。

此外，還應補充參考 Sung Lee, 'WHO and the Developing World', in Cunningham and Andrews (eds), *Western Medicine as Contested Knowledge*, ibid, pp. 24-45，以及 Fraser Brockington, *The Health of the Developing World* (Lewes: Book Guild,1985)，這兩篇著作對世界衛生組織的介入都相當批判。

CHAPTER 15
醫療與戰爭

MEDICINE
and WARFARE

過去三個世紀以來，醫療成為軍事行政管理的重要部分。受此種關係變化所鼓勵的觀點認為：醫學是少數從戰爭中獲益的領域。外科的發展與火藥的發明以及十八、十九世紀的戰爭有關；護理改革與克里米亞戰爭（1853-56）有關；戰場醫療照護組織則與南非戰爭（1899-1902）有關。新式武器在第一次世界大戰（1914-18）造成複雜的傷口，外科醫生在面對恐怖的臉部傷害與破碎的骨頭時，發展出新的外科技術以及帶來整形外科和骨科的進展。

然而，脫離脈絡來探討戰爭中的醫療是不智的。戰爭對醫學的影響也不那麼單純：它可能帶來實質卻短暫的影響。羅傑・庫特（Roger Cooter）引領此一研究領域，他拒絕將戰爭視為某種外在於社會的事物，而主張戰時與平時的醫學無法輕易分離（參見進階讀物）。他的作品指出，戰時形塑醫學的因素並不僅限於戰爭狀況帶來的技術進展、照護傷病士兵的需求、或是醫療人員的專業關切。庫特指出，每場戰爭都製造出特定的問題，原因包括衝突發生地點的狀況（壕溝戰）、戰場的地景（非洲的傳染病環境），或使用的武器類型（輕兵器相對於火砲）等。庫特強調在評估戰爭和醫學的關係時，必須考量不同的意識形態與社

會經濟脈絡。

　　檢視資源和政治意識形態如何形塑軍陣醫療勤務，就可說明脈絡的重要性。考察英國內戰（1642-49）就可看出，雙方之所以採取不同的做法，和他們的政治信念大有關係。保皇黨的軍隊對於傷亡不甚關切，認為這是部隊指揮官的職掌；這樣的態度使得指揮官對統一協調傷患照護的需求，只有口惠而沒有實惠。議會派的軍隊則採用不同的做法；對共同福祉的關懷，加上掌控倫敦的醫院和大量財政資源，以及獲得首都醫療建制與商業建制的支持，使得國會願意對效勞的死傷士兵負起責任。這樣的做法既實用也有其政治考量。提供退伍軍人福利服務的政治目的是預防他們叛變。到了十九世紀末，又出現其他政治因素的影響。識字率的提高以及出版品的增加，加上投票權的擴充，使得政府更加意識到有必要改善軍陣醫療照護。

　　戰時的社會經濟、文化與政治的脈絡，是理解醫療和戰爭之關係性質的關鍵；然而，還有其他的力量涉及其中。實際或戰術上的考量、對軍事人力的看法，以及對人力浪費的態度轉變，或是醫療科技與軍事科技的角色都很重要。本章將這些基本預設列入考量，檢視戰爭與醫療的關係、軍事人員面對的危險、軍陣醫療勤務的建立，以及戰爭對平民

和社會政策的影響。

✦ 戰爭的危險 ✦

軍事戰役產生的醫療問題、軍事人員遭受的疾病與傷害，都影響了軍陣醫療勤務的性質。關於軍事行動的公眾論述經常強調流血和死亡人數，但士兵在戰時不只會死在戰場上。對許多人而言，戰爭意謂著傷害、生病與殘障，而暴露於疾病和傷害的風險程度又和軍階有關；此外，自殘也不是那麼罕見。

近現代的戰爭與殖民擴張，使得士兵和水手暴露於一系列的傷害與疾病。除了子彈之外，還有許多其他的創傷原因：它們可以來自刀劍或撞擊，像是被毛瑟槍的槍托打到。爆炸、燒傷與意外在軍旅生活中習以為常；槍傷對軍隊外科醫師構成許多問題而需要新的技術。丹尼爾·皮克（Daniel Pick）在《戰爭機器》（*The War Machine,* 1993）一書所描繪之死亡的系統性機械化，在1860年代之後成為軍事衝突歷久彌新的意象，也形塑了戰爭造成的傷害。機關槍、坦克、長程轟炸機、化學武器等新軍事科技，改變了戰爭的性質以及軍事人員與平民所受到的傷害。即使排除掉大屠殺的犧牲者，兩次世界大戰驚人的傷亡人數，彰顯了二十世紀的軍事戰役性質、科技與

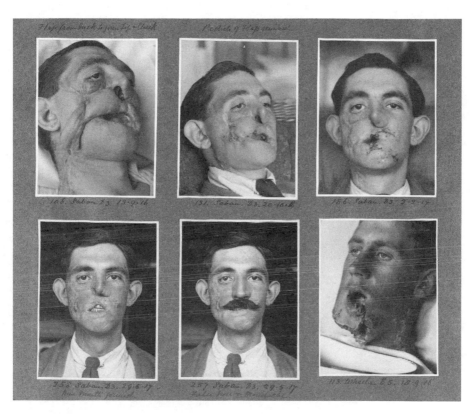

圖 15.1 ———這些照片顯示砲彈碎片對於臉部造成的傷口，
以及病人在1916年四月到1917年五月間所接受的治療。
照片來自倫敦的喬治國王軍醫院（King George Military Hospital），
紀錄一位士兵的整型手術進展以及其他士兵在第一次世界大戰所受到的可怕傷害。
圖像來源：Wellcome Library, London。

傷害之間的關係。第一次世界大戰約有六百萬名英
國人和德國人受傷,超過兩百萬人殘障。火炮、地
雷或砲彈破片造成的複雜傷害超過了小口徑的來福
槍,帶來毀容與身障,更造成心理障礙;士兵同時
也受到毒氣、壞疽以及戰壕足(trench foot)[1]的威脅。
以下會說明複雜傷口和感染風險所帶來的醫療問題,
影響了第一次世界大戰軍事醫學的性質。

現代的機械化戰爭產生其他種類的傷害。雖然尼
爾·弗格森(Niall Fergusson)這類修正主義歷史學者強
調,士兵之所以能在現代戰爭中生存,是因為他們把
它當成一場冒險;然而,戰爭所帶來的心理影響已被
廣泛接受。第一次世界大戰的驚彈症(shell shock)、第
二次世界大戰的戰爭疲勞(battle fatigue)、越戰的創傷
後壓力症候群(Post-Traumatic Stress Disorder)以及波灣
症候群(Gulf War Syndrome)等標籤,都被用來描述現
代戰事帶來的情緒與心理創傷,也反應了醫療脈絡與
軍事脈絡的變遷。

第一次世界大戰凸顯了戰爭所帶來的情緒與心理
代價。軍人可能因戰鬥而心靈受苦,如果這樣的觀念
在1914年之前幾乎從未受到考量,部分原因是這種

---

1 〔譯注〕足部長期接觸寒冷潮濕、不衛生的環境而引發的組織病變。

現象被貼上了其他的標籤，[2] 但驚彈症在一次世界大戰中卻成為一個令人不安的新現象。所有參戰者都認為驚彈症對士氣和戰力構成威脅，但如何衡量驚彈症對士兵的影響程度卻是各方自有見解，相關報告非常不精確，隱藏了精神不安的程度。診斷上的困惑意謂著有些案例遭到誤認，而驚彈症多樣的症狀又使其很難確定。不過即使有這些方法論上的問題，受到驚彈症影響的士兵人數以及當時它所引起的恐慌，和日後它所激起的歷史研究興趣其實是不成比例的。

　　儘管許多士兵發展一系列的策略來應付壕溝戰，包括把注意力放在當下的危險、黑色幽默、高估個人的控制力、宿命論、迷信，或是為眼前的混亂建立一個想像中的秩序，而且他們當中有許多人應付得很好，然而不是所有人都能成功。新兵特別容易受到傷害，軍階、階級和族群也會形塑症狀和反應。某些驚彈症個案是因為殺人或是看到同袍受傷或死亡而引起的。其他的報告則指出，在責任觀和膽怯感之間出現難以忍受的衝突。那些從戰場生存下來的人，經常發現他們得應付強烈的罪惡感。不管精神障礙發生的理由為何，驚彈症是個汙名化的標籤。

---

2 〔譯注〕士兵因為戰爭而心靈受創，現在可能被診斷為創傷後壓力症候群，但類似現象過去則可能被貼上懦夫、裝病、不忠等標籤。

實際的驚彈症不同於我們熟悉的戰爭詩人作品中
的文學表徵，但驚彈症為何會成為一次世界大戰的醫
學現象與文化現象，則引起相當大的辯論。當代人在
戰時與戰後將驚彈症等同於道德缺失、裝病或軟弱，
透過粗暴的階級詮釋認為患者缺乏道德素質。驚彈症
和軟弱的聯想在德國被用來解釋為何輸掉戰爭。歷史
學者則提出一系列詮釋，將驚彈症連結到現代性。女
性主義文學批評家艾蓮・修瓦特（Elaine Showalter）在
《女性病》（*The Female Malady*, 1985）一書宣稱，驚彈症是
男性氣概的危機，但對其他歷史學者而言，它回應了
現代工業化戰爭的歷史特性。這套解釋所隱含的模式
是，人性無法適應環境變遷，因此，驚彈症成為對現
代戰爭情境的抗議。喬安娜・博克（Joanna Bourke）在
《親密的殺戮史》（*An Intimate History of Killing*, 1999）一書
主張，第一次世界大戰中令人難以忍受的是被動地置
身極度危險中。戰壕生活的單調、衝突，帶來的神經
衰竭與士兵惡劣的生活環境更使其惡化，結果導致緊
張、悲傷與高度挫折感。然而，士兵當中崩潰比例最
高的，不是博克觀點所暗示的那些較不主動者，而是
那些密切從事戰鬥者。最常暴露於殺戮危險的士兵，
風險似乎最高。

軍人遭遇到的驚彈症問題，並未在 1918 年結束。
許多身心障礙的退伍軍人，通常很難重新適應家庭與

平民生活。承平時期的政府與社會不見得都同情他們。在1920和1930年代，政府針對殘障退伍軍人所提供的撫恤金和復健服務有著巨大的缺口，英國和德國特別如此。心理殘障的退伍軍人之地位在德國成為政治議題，也是關於戰爭、階級與福利之大辯論的一部分。撫恤金和健保遭到逐步削減，而這些退伍軍人無法康復的原因，則被歸咎於他們的道德缺失以及對福利的依賴，許多心理殘障的退伍軍人因此覺得受到迫害。

把焦點放在心理上和身體上的傷害，只說出故事的一部分。法國的人口學研究估計，十七世紀歐洲所有死亡軍人當中只有百分之十到二十五是死於戰傷。直到二十世紀初，傳染病爆發是軍事戰役的主要死因，近現代的陸軍每個月大概會因為疾病而損失百分之二到四的戰鬥人員，而西班牙海軍水手的生病人數也是如此之多，以至於其地中海帝國遭到威脅。在二十世紀之前，殖民擴張帶來一系列會摧殘海軍與陸軍的疾病。在1800年之前歐洲士兵在熱帶地區因疾病而死亡的比例，是歐洲本土的四倍至五倍之高〔參見〈醫療與帝國〉〕。霍亂、瘧疾、鼠疫、傷寒、斑疹傷寒和黃熱病等傳染病經常橫掃軍營。疫病對軍隊死亡率的重要性在克里米亞戰爭中特別明顯，英國、法國、薩丁尼亞和土耳其的部隊死亡人數之中，有三分

之二是疾病所造成的：軍營常是草草搭起、過度擁擠、不衛生且位於不良的地點，成為傳染病散播的理想場所；疲勞、飲食不良和壓力，則降低了士兵對傳染病的抵抗力；管理不良和補給不足，則使這些問題更為複雜。在這樣的情況下，衛生在十八世紀成為重要的軍事焦點。然而，衛生知識的應用卻很慢才成為主流：戰役的結果，特別是殖民地的征服，影響了對疾病的態度，高死亡率常被軍事勝利所掩蓋。儘管到了 1939 年衛生已經有所改善，但疾病仍舊是軍人住院的重要原因。

不只是傳染病會引起問題，壞血病直到十八世紀晚期仍是海軍主要的病因。儘管十七世紀以來就有限制軍人性行為的努力，但性病流行的程度一直引起關切。性病到了 1917 年成為戰爭主要的問題，迫使法國、英國與美國軍方採取預防感染的措施。軍事人員還面臨其他的危險。十八世紀法國的軍醫院以及南非戰爭的英國戰俘營，生病與受傷的士兵都被當成臨床教學和治療實驗的材料。由於第二次世界大戰的影響，1947 年的紐倫堡公約試圖防止這樣的醫療實驗，然而，志願役和義務役的士兵不論其願意與否，仍被充作醫學實驗的天竺鼠。

軍事衝突性質的改變和科技變遷以及作戰的地

景，都會影響士兵受傷的類型（包括心理上或身體上的），以及軍事當局所面臨的健康問題。即使在1900年代之前軍事戰役的主要死因是疾病而非戰傷，對許多人而言戰爭就意謂著傷害、生病與殘障。

✦ 戰爭與醫學 ✦

歷史學者對於戰爭在醫學進步所扮演的角色有所辯論；當然戰爭似乎促進了醫學的某些領域，像是第一次世界大戰和第二次世界大戰的製藥研究，或是凸顯了衛生等領域在軍事中的重要性。然而，要一概而論卻很困難。戰爭對醫學的衝擊很複雜——加速某些領域、轉變其他領域，還有些領域則毫不受影響。此一過程也不單純。軍陣醫學是由多重的行動者所形塑，包括醫療人員、軍事人員與平民；也被軍事科技和醫學科技所形塑。戰爭對醫學的影響，也視時間、地點、長度、戰爭的脈絡及其後果而定。

近現代時期的戰場成為重要的外科學校。火藥的使用迫使傷口處理必須更為積極，激勵外科技術的創新發展，這點可見諸十六世紀法國外科醫師巴黑（Ambroise Paré）的著作。陸軍外科醫師對於截肢逐漸採用比較保守的做法。十七世紀的外科軍醫和軍醫師強調特定療法的價值；多數的軍醫和外科醫師是在職位上

邊做邊學，而且偏好迅速、簡單的療法。戰爭的疫病代價促進了傳染病研究與預防醫學。像是十八世紀的醫師約翰・普林高（John Pringle）以及外科醫師詹姆士・林德（James Lind）等英國軍醫的著作，是軍陣衛生具有代表性的重要研究；林德鼓吹飲用檸檬汁而戲劇性地減少壞血病。

　　法國大革命（1792-1802）與拿破崙時期（1803-15）的戰爭則引進新的外科步驟，並且修正與改良既有的方法。法國對於公民軍隊（citizen army）的巨大投資使得醫學教育必須改革，以因應對軍醫的需求〔參見〈解剖學〉〕。外科醫師的技藝在海戰與陸戰中被反覆測試。再晚一點的軍事衝突則改良了戰場照護，引進燙傷病人的整形外科以及後送照護（下詳）。十九世紀的軍事衝突出現軍陣護理與衛生的進展，以及戰場照護性質的改變；第一次世界大戰則是軍醫學性質出現系統性改變的時期。處理複合性骨折、傷口感染與提供重建外科的需要，鼓勵連續沖洗法（continuous irrigation）等新的外科療法，改善癒合的情況。生理食鹽水靜脈注射及輸血則被用來處理創傷和休克。對於燒傷的治療則採用其他的方法來加以修正（包括使用石蠟來糊燙傷）。戰時所發展出的團隊工作以及分區（regionalism）與分層的概念，進入了兩次大戰之間有關保健改革的討論，也強化了專業價值。

　　第二次世界大戰則出現進一步的發展。有些進展是來自於對部隊（像是英國的波頓唐[3]）或是對戰俘與平民進行醫學實驗。納粹政權在集中營進行許多殘暴的實驗，其目標是改善軍事效率或是確定某些藥物的效能。此外，戰時的環境以及保存人力的需要也驅動了醫學的發展。無法取得治療瘧疾的奎寧等自然產品，使得同盟國將科學努力的焦點放在發展新的合成化合物。對盤尼西林的進一步研究帶來足夠的產量以治療嚴重的病人，也引進治療結核病的鏈黴素等其他藥物。機械化的戰爭需要具有移動能力的醫療單位；更有系統的輸血服務被建立；化學武器造成的後果以及航太醫學等領域的相關研究受到新的刺激。在英國外科醫師邁金朵（Archibald McIndoe）的影響下，復形外科與整形外科有所改良。

　　但重要的是不要過度強調進步。社會經濟、文化與醫學—政治等多樣而互相矛盾的力量，影響了軍陣醫療的性質；新的醫療科技或醫療步驟的應用不見得都切合實際，海戰便能看到這類問題的例子。船上的醫官經常必須在相當簡陋而擁擠的環境下進行治療，因此這樣的條件並不適合使用麻醉劑、消毒或是X光

---

3 〔譯注〕Porton Down，波頓唐是英國軍方的研究基地，曾在此地對英國士兵進行人體實驗。

之類的新診斷科技;在砲火與硝煙籠罩的船上很難
進行外科手術。除了這些實際限制之外,從一場戰
爭所學到的經驗,不必然能應用到未來的軍事衝突。
例如南非戰爭中對於使用消毒劑來清潔傷口的信心,
就不適用於第一次世界大戰的戰壕。戰爭也不見得能
夠提供新醫學知識發展的理想條件:統計數字取得困
難、軍醫常缺乏研究經驗,前線需要快速的解決方法
而不利於長期的試驗。新的方法也經常遭到反對。
例如,當德國在1914年下令其部隊強制接種類傷寒
(typhoid)疫苗時,就引發醫學社群關於疫苗安全性與
有效性的強烈辯論。士兵也不是那麼容易說服,他們
不單因為對瘧疾藥物有效性有所懷疑而抗拒使用,也
因為謠傳藥物會引起性無能。財務和戰術上的考量導
致更多障礙。輸血和新藥物等醫學科技創新的引進,
以及它們所帶來的組織變革並非必然的,要視軍事文
化能否理解它們的效益而定。

　　戰場上的發展不見得都能轉移到平民醫療。戰時
的發現反映了軍事衝突的地方脈絡或國家脈絡,而不
見得都能應用到平民。例如對戰壕足的治療和平民醫
療就沒有直接的關聯。此外正如庫特所指出,骨折
的治療等具有明顯平民用途而且是戰時的優先項目,

「在承平時期通常回歸到原本的低下地位」。[4]將知識由戰場移轉到平民醫療是個複雜而緩慢的過程，例如在第一次世界大戰期間，整形外科或骨科這類專科所得到的鼓勵仍是短暫的，要到第二次世界大戰才有進一步的進展。因此知識和技術的傳播方式並非簡單直接的過程。

然而，我們不能忽視戰爭或軍事如何影響醫學及看待疾病與殘障的態度。例如十六世紀或第一次世界大戰發展出來的創新外科技術，為傷口處理提供更好的方法。十八、十九世紀的軍醫院是實驗與新式醫療管理的重要中心。新的療程和療法在軍醫院中進行試驗，像是抗梅毒藥物灑爾佛散。軍陣醫療人員、期刊和學會成為國內和國際的醫學主流。加入武裝部隊的醫師得以接觸到先進或新的治療方法。盤尼西林是常提到的例子，但還可延伸到衛生方面的新做法。軍事需求所鼓勵的研究和實驗，也能轉而為民間運用。英國海軍在十八世紀對壞血病的研究，以及第二次世界大戰以 DTT 殺蟲劑對付瘧蚊的試驗，是其中的兩個例子。在文化上，醒目的軍事化象徵在十九世紀進入了護理和醫療。例如細菌變成「隱形的敵人」，公共

4　Roger Cooter, 'War and Modern Medicine', in W. F. Bynum and Roy Porter (eds), *Companion Encyclopaedia of the History of Medicine* vol. 2 (London: Routledge, 1997), p. 1550.

衛生是「對抗疾病的戰爭」，而盤尼西林則是「戰勝」
感染的「魔術子彈」。普法戰爭（1870-71）造成法國的
創傷，或是南非戰爭對英國的創傷顯示，戰爭也會提
出關於國力強盛與否的社會難題與醫療難題。這是個
雙向的過程：醫學和生物學的類比被用來形容戰爭
（或戰敗），而戰時的醫學進展則透過緩慢而且通常很
複雜的過程擴散到平民醫療。

✦ 戰鬥人員的醫療照護 ✦

軍陣醫療勤務是由一系列相互關聯的力量所造就
的：醫療科技與軍事科技、衝突的脈絡、戰術、醫學－
政治利益、殖民的野心與經驗以及遭遇到的疾病與傷
害。贏得戰爭需要健康的部隊：預防武裝部隊折損於
疫病與傳染病或壞血病，符合軍事上的需求。因此，
醫學日益涉入對戰爭的管理，把焦點放在降低人力浪
費、透過更好的照護來改善效率，以及透過醫學檢查
來確保能招募到更健康的兵員。隨著1800年之後走
向大規模軍隊、徵兵制與現代武器的趨勢，預防或減
少醫療上的「浪費」，變得日益重要。軍醫吸收了這
些觀念，例如在第一次世界大戰，外科醫師起先不太
注意復原希望渺茫的病例；然而徵兵制改變了這樣的
立場，而更為強調拯救士兵的生命與身體。裝病帶來
的問題或威脅獲得更大的注意，這往往迫使士兵採取

更為激烈的作為來取得光榮退伍。

　　雖然健康的士兵對任何的戰爭努力而言都很重要，然而在十六世紀之前，一般情況是士兵得自助或尋求同袍、親戚的幫助。十六世紀的軍事革命帶來人力的問題，促成軍陣保健勤務的改善。軍事策略的改變以及對常備軍更為強調，意謂著士兵不會被任意浪費，疾病高罹患率被認為有害軍事效能。健康照護被用來確保有效的戰力及提升士氣。因此不令人意外的是，那些最先發展出常備軍的國家，也最先為其部隊組織醫療照護體系。十七世紀法國的例子顯示出軍團對於醫療照護投入的程度。雖然前線所能提供的大多是一般的外科治療〔參見〈外科〉〕，但也建立起了常設的軍醫院。即使剛開始很少有國家在這方面能和法國相比，但普魯士或俄羅斯等有常備軍的國家起而效法。

　　十八世紀隨著軍隊變得更龐大且更專業，殖民戰爭的次數也增加了，醫療勤務組織被用來減少人力浪費，醫師和外科醫師的參與更為積極。戰場帶給外科醫師地位和專業機會；當醫療競爭日益激烈，軍陣醫療帶來收入上的好處〔參見〈專業化〉〕。十八世紀還建立起傷口的協同處理。此外，軍隊更為注意衛生措施以對抗疫病，也引進對新募兵員的醫學檢查。招募訓

練有素的醫療人員成為重要的需求，越來越多的軍醫
獲得固定的薪水以及和軍官相當的地位。軍醫院的網
絡被建立起來，也設立了特殊的軍醫學校來提供合格
的醫學人員。雖然軍陣醫療的照護標準不輸其他的醫
學領域，但財政短缺限制了醫療提供，使得在軍團的
層次通常只有極簡陋的醫療服務。

　　十九世紀歐洲國家的衝突與殖民戰爭需要大量的
人力資源。由於有必要減少傷亡與疾病的影響，使得
醫療在軍事組織中扮演更大的角色。公眾與政界對軍
人福祉的關切帶來改革的必要，十九世紀晚期的政府
發現，忽略武裝部隊的健康會帶來政治代價。當軍陣
醫學更加專門化與科技導向，醫療人員和護士也標舉
其專業證照資格，這個轉變反映了軍事組織和醫學組
織的大趨勢。普遍忽視基本衛生的證據，以及強調戰
爭和疫病之間關係的修辭，使得急切想要獲得肯定的
醫師強力推動衛生的改善。雖然克里米亞戰爭和南非
戰爭彰顯出衛生改革及基本醫療照護的相對失敗，在
十九世紀下半，大多數歐洲國家都採取一致的行動來
對抗傳染病，以及改善軍陣醫療照護和護理〔參見〈護
理〉〕。例如英國的軍陣醫療就在克里米亞戰爭後進行
改革，建立了皇家軍醫團（Royal Army Medical Corps）以
及位於奈特力（Netley）的教學醫院。帝國的拓展使得
部隊高度暴露於傳染疾病，有必要藉由更好的衛生來

對抗，以確保有效的占領與控制〔參見〈醫療與帝國〉〕。
所有部隊都強制接種牛痘，英國和德國在二十世紀初
都開始接種抗類傷寒疫苗。為了防止性病的傳播，在
部隊中引進爭議性的措施〔參見〈婦女與醫療〉〕，模糊
了平民領域和軍事領域的界限。到了1914年，德國
和英國軍方完全理解到衛生的價值。

　　在1980年之後，認為第一次世界大戰是歷史分
水嶺的看法受到了挑戰。戰爭確實帶來戲劇性變化，
但也有其延續性。就醫學而言，它提供一個重要場
域來發展醫療照護、新的組織與供應方式，且利用了
戰前的規劃、復健的文化以及醫學軍事用途的概念。
醫療與醫學專家在人力動員上變得非常重要，引進了
新的醫學監視形式並延伸到平民人口（下詳）。對性病
的恐懼促成性病醫院的建立，以及引進更為嚴格的措
施，包括個人的預防性投藥或是在嫖妓之後進行檢
查，以防止性病的散播。壕溝戰與重型火砲促成處理
傷患的新方法，傷亡人數急遽增加以及報紙的報導，
導致公眾要求對受傷與殘障士兵提供更好的照護。創
設前線的早期治療與設置通暢的醫療交通線，此後成
為二十世紀軍陣醫學的特徵。英國部隊的醫護兵將傷
者送到擁有一組外科醫師的野戰醫院。嚴重的案例則
被送到基地醫院，創造出一條從戰場直通「英國本土」
（Blighty）的交通線。為了應付壞疽與敗血症，法國軍

陣保健勤務重組其外科設施，設立帳篷搭置的新臨時設施，建立檢傷分類系統，並招募額外的外科醫師。在建立募兵制度之後，對公民士兵的健康投入了更大的努力。隨著疏散步驟與設備的改善，存活率和復原率亦提高。

第一次世界大戰軍陣醫療服務的成長，代表的是和士兵的交易：提供健康照護來換取戰鬥——但也要謹記軍方並不是照護的唯一供應者。志願組織同樣扮演關鍵角色，這可見諸中產階級和上流階級的志願護士湧入戰時的醫院，以及國際紅十字會的工作〔參見〈護理〉〕。然而，在法國北方戰場以外的地方就進展緩慢。例如在義大利的戰事，軍事組織的弱點限制了醫療提供。從戰場返鄉的士兵有許多人為回歸平民生活而掙扎，撫卹金和復健服務則有所不足。

第二次世界大戰爆發時，醫學的軍事潛力已經受到承認，軍醫官的角色也已穩固。雖然醫療勤務距離完美還很遙遠，但它們在軍事衝突中發揮重要作用。醫學科技——例如輸血——形塑了醫療勤務，與進一步的機械化結合之後，讓外科設施能夠更接近前線。大多數的交戰國建立起移動的外科單位。新藥物的引進對這些服務大有助益：西班牙內戰（1936-39）與第二次世界大戰引進了瘧疾藥物與盤尼西林等新

藥物，縮短了復原的時間，也有助於應付傷口感染的問題。新的醫療科技以及更強的移動能力，不只帶來治療革命與確保快速的醫療救助，也戲劇性地改善了存活率。然而，同盟國和軸心國的反應經常大不相同，這可見諸德國占領下的歐洲、非洲的戰事，以及日本對於緬甸的疾病之反應等經驗。同盟國對醫療勤務的投資延續了第一次世界大戰所發展出的做法；但是在德國強調男性氣概的軍隊文化中，醫療勤務的優先性並不高。

雖說大體如此，但上述說法有些需要注意的問題。這裡有些發展是相當短命的：法國在大革命時期設立的軍醫院和學校，在拿破崙統治下遭到裁減。除了長期採用徵兵制的德國之外，軍醫的低社會地位、危險的生活方式、低收入和不良名聲，使得它對許多醫療人員缺乏吸引力。軍旅生活在身體上和道德上都很粗蠻，因此許多加入海軍或陸軍的醫師通常資格不良或缺乏能力。還有其他的力量在一起作用。後勤和財政的問題限制了醫療供應。吃敗仗很快就變成衛生上的災難，這可清楚見諸普法戰爭。指揮官不見得都會和醫師合作或採納他們的建議。例如衛生就常遭到忽略，導致軍營極高的傳染病罹患率。戰略上和軍事上的考量限制了醫療供應，例如德國軍醫團在入侵南斯拉夫、希臘與克里特島時，就因德國正準備入侵俄

國，導致缺乏後勤支持，使得在治療傷患上遭遇了困
難。醫療供應和治療必須和軍事效益及戰術相容，也
要配合財政資源和實務的現實。

✦ 戰爭和精神醫學 ✦

第一次世界大戰對驚彈症的反應，凸顯了歷史脈
絡的重要性，也揭露戰爭機器最重要的關切是將士兵
送回前線。雖然戰爭的精神代價在1914年之前就已
經是軍事戰役的特徵，但情緒上與心理上的創傷要
到第一次世界大戰，在盎格魯薩克遜的驚彈症概念
中才取得確切的軍事與醫療形式。精神創傷（mental
trauma）的想法成為第一次世界大戰文化史研究的重
心。歷史學者在1970年代開始探討戰爭的個人經驗，
驚彈症成為現代工業化戰爭之性質的隱喻。驚彈症不
只在文化上帶來衝擊。在戰爭要結束時，驚彈症成為
一個充滿政治的問題；它也挑戰了關於精神疾病之性
質與範圍的傳統觀點〔參見〈精神病院〉〕。

來自義大利與俄國的證據顯示，精神科醫師在
1914年之前就開始思索軍事生活所帶來的心理衝擊。
在日俄戰爭（1904-05）及第一次巴爾幹戰爭（又稱為義
大利土耳其戰爭，1911-12），建立了精神醫學勤務。在
第一次世界大戰剛開始時，德語系的精神科醫師討論

了神經戰（Nervenkrieg）以及帶有治療效果的鋼鐵洗禮
（Stahlbad）。但壕溝戰的現實壓倒了這些期望。剛開始
時，前線的醫師預備不足，難以處理出乎意料湧入的
心理傷患。相關勤務很快建立起來應付這樣的狀況，
其目標是要將士兵送回前線並遏止裝病逃兵。德國將
精神科勤務標準化，設立軍方的神經科診所與治療戰
爭精神官能症的特別部門。精神科醫師的介入為精神
科自己帶來明顯的好處。在義大利與德國，戰爭提供
精神科醫師延伸其影響力的機制。

複雜而易變的驚彈症，對醫師構成難題。醫師的
化約論解釋與簡單分類的做法問題重重。早期的研究
強調身體所受到的震盪及腦震盪，稍後則偏好更心理
學式的看法，雖然在某些案例仍承認身體因素所扮演
的角色。大多數醫師都同意，遺傳和退化與此有某種
程度的相關。對驚彈症的器質性解釋提供一個方便的
工具：醫師探討驚彈症和身體失調的關係，將它和酗
酒與梅毒關連起來，而這正是戰前退化論精神醫學的
主要內容〔參見〈精神病院〉〕。隨著戰爭的進展，醫師
採納一些心理學的觀念與解釋而提出不同的想法。驚
彈症變成一種逃避，逃避壕溝難以忍受之處境，是保
命的需要與責任、愛國心與榮譽等理念衝突所帶來的
危機。許多軍方人士很不喜歡這樣的定義，他們認為
驚彈症是紀律與士氣的問題。

這些解釋要比器質模式與心理模式（organic and psychological models）簡單的二元對立還來得複雜。彼得・李斯（Peter Leese）在《驚彈症：第一次世界大戰的創傷神經官能症與英國士兵》（*Shell-Shock: Traumatic Neurosis and the British Soldiers of the First World War*, 2002）中解釋，驚彈症是個捉摸不定的文化實體，由個別士兵所受的壓力、醫學觀念與文化反應所形塑。因此，從驚彈症可以看到，醫學診斷和社會偏見的融合。戰前關於歇斯底里與退化的概念，以及關於階級和種族的主流觀念，形塑了相關詮釋，例如，軍官的戰爭精神官能症就被認為和士兵的驚彈症有所不同。雖然沒有證據顯示：醫師汙名化工人階級的士兵，對軍官就不會如此貼標籤；但精神上受到驚擾的士兵輕易被指控為懦弱，反映了戰前產業界和社會上對生產力、道德與品格的思考。驚彈症患者因此是軟弱的，也是對社會穩定的潛在威脅。到了二次大戰，關於戰鬥引起精神崩潰（combat breakdown）以及團體動機（group motivation）的新概念，挑戰了這些想法，但越戰（1965-75）之後醫學標籤又開始流行。

對驚彈症的解釋混雜不一而引發辯論，治療方法的情況亦然。雖然當時很少有人以這樣的字眼來思考，然而歷史學者爬梳歷史，將相關治療區分為分析的風格和規訓的風格（analytical and disciplinary styles）。

歷史學者強調這兩種處理方式之間的緊張關係，特別是古典精神醫學和更為心理學式的方法之間的緊張。儘管出現了某些具有國家特色的處理方式，例如德國對於戰爭精神官能症的回應就取材自歇斯底里的概念，並提出大膽積極的處理方式，但李斯在《驚彈症》以及保羅‧冷納（Paul Lerner）在《歇斯底里的男人》（*Hysterical Men*, 2003）的研究顯示，大多數病人所接受的是一系列出於實際考量的折衷性治療。治療方法在戰鬥的狀況、士兵的態度、軍方的要求、公眾意見、政治利益（像是撫卹金的問題）以及相互衝突的醫學意見所形成的複雜互動中演進。它們包括暗示、嫌惡療法（aversion therapy）、隔離、剝奪食物、休息、按摩、工作以及使用溴鹽（bromides）和電療（faradization）。這些治療方法當中只有少數是全新的。它們受到戰前的態度、軍階、資源及機構環境所決定。某些受到佛洛伊德作品影響或是受過精神分析訓練的軍醫，採納另一套知識，應用宣洩方法（cathartic methods）來治療士兵。有一派歷史學者認為，驚彈症為心理治療（psychotherapy）以及精神分析方法提供了重要的引介，重塑了兩次世界大戰之間的精神醫學〔參見〈精神病院〉〕；但就軍事精神醫學而言，第一次世界大戰學到的教訓很快就被遺忘了。

　　軍事當局對驚彈症的看法很不一樣。他們要快速

的療法，以便將日益增加的精神科傷患送回前線。正如佛洛伊德所注意到的，戰時精神科醫師的角色，「有點像架在前線後方的機關槍，強迫那些想逃走的士兵回頭。而這正是軍事行政的意圖」。[5] 結果是在軍事關切的利益影響下，採用一套犬儒的治療策略以及對病人的規訓。許多士兵被各種方法勸說回到前線。後來的小說與一些說法，試圖將那些採用心理治療的醫師描繪成充滿仁心，但事實並非如此。在想要移除掉真正生病的士兵以及那些可能會影響士氣的人，以及讓士兵回去戰鬥的需求之間，存在著緊張關係。就許多方面而言，這樣的緊張關係反映了更廣泛的軍事醫學性質。在一個並不重視個人的系統中，醫師陷入照護與軍事要求的兩難。

✦平民的健康：✦
第一次世界大戰的例子

對戰時平民生活以及對現代戰爭文化史的研究興趣提高，促使歷史學者檢視戰爭對平民健康的影響。輕率地斷言戰爭助長流行病或是後方的人相對毫髮無傷，是經不起檢視的。戰爭以各種方式影響平民，而

---

5 Hans Binneveld, *From Shellshock to Combat Stress: A Comparative History of Military Psychiatry* (Amsterdam: Amsterdam University Press, 1997), p.135.

那些身體衰弱與弱勢的人，以及那些被認為不具生產
力或無益於爭取戰事勝利的人受害最深。

　　圍困或是長期的衝突可能使得貿易崩潰，或導致
當地人口的生存危機，抑或導致他們無家可歸而容
易罹患疾病。英國內戰期間在蘇格蘭挺進的國會派
部隊，摧殘了那些被懷疑是同情保皇派的莊園與城
鎮，增加了平民的死亡人數。普法戰爭及巴黎圍城之
役，爆發了傷寒、天花以及類傷寒，圍城期間疾病導
致的死亡增加了三倍。軍隊有助於疾病的傳播。在新
世界挺進的西班牙軍隊引進疾病，毀滅了原住民的人
口；在印度和俄國的戰役促使霍亂在十九世紀初傳播
到西歐。殖民戰爭和部隊移動助長了性病與其他疾病
在非洲的傳播。第一次世界大戰退役的軍人被認為和
1918年到1919年的流感大流行（西班牙流感）的傳
播有關，造成的死亡人數高於戰死的人數。軍事、殖
民戰役以及流行病被連結在一起並不令人意外。

　　二十世紀走向全面戰爭，日益將平民捲入，模糊
了平民和軍人的界線。南非戰爭中有百分之六十的死
者是平民，他們多半在英國的集中營死於盛行的麻疹
和肺炎，而且戰事創造出有利於鼠疫在開普敦傳播
的條件，導致被包圍城鎮的死亡率和罹病率增高。俄
國在第二次世界大戰直接或間接死亡的人數大約達到

七百萬人；倫敦大約有三萬名平民死於德國的轟炸，另有五萬人受傷。更恐怖的是納粹政權對歐洲猶太人（大約六百萬人）、同性戀以及吉普賽人的系統性滅絕。美國在廣島與長崎使用原子彈（1945）、在越南使用戴奧辛（橙劑），或是在波灣戰爭（1991）使用貧鈾彈（depleted uranium shell），都顯示戰爭對於平民的影響並不會隨著和平條約的締結而結束。

許多關於戰爭對平民影響的辯論，都把焦點放在第一次世界大戰以及英國。歷史學者尋找新的方法來研究戰爭及其影響平民的方式，整合了政治史、軍事史和人口史。起初學者強調戰爭造成的平民生命損失，不亞於戰壕中的死亡人數。傑伊·溫特（Jay Winter）1970年代和1980年代一系列深具影響力的研究，提出修正主義觀點。他使用嬰兒和女性的死亡率統計，以及四十九歲以上男性（也就是那些太老而無法從軍者）的餘命增加等證據，提出弔詭的結論。他說戰時英國變成一個更健康的地方，而平民當中那些在1914年之前健康最差的人獲益最多。溫特將此一改善歸因於戰時經濟出乎意料的後果：建立起食品供應管控（更好的營養）、福利的改良以及有保障的工作。他進一步提出一個爭議性說法，認為法國、英國及其盟國之所以獲勝，是因為他們有辦法維持平民人口的健康。

溫特的論點獲得相當的支持，但並不意謂他沒有遭遇挑戰。雖然第一次世界大戰的平民人口免於傳統上與戰爭有關的疫病流行，但其他歷史學者則指出，身體衰弱和弱勢團體的處境如何變得更糟。證據的問題以及證據該如何解釋，成為這場辯論的核心。溫特的批評者正確地論稱：平民死亡率的整體改善難以告訴歷史學者個人和家庭的受苦。證據並未顯示死亡率和罹病率的全面降低：德國的健康水準惡化了，而巴黎與柏林六十歲以上人口的死亡率則增加。溫特的證據也不具有代表性，因為主要涉及的是和戰時經濟密切相關的那些具有高度技能或相當技能的工人。溫特本人承認，健康的改善並沒有平均分配，在不同國家之間更是如此。年齡、性別以及是否有能力支援戰爭都導致顯著的差異。例如老人以及非婚生兒童的死亡增加了，因為保暖、住宅及食物的相對匱乏，他們受害更大。不同的戰爭經驗導致不同的健康經驗，那些被認為和支援作戰無關的團體，受到最少的關注而受害最大。這場辯論導致對戰爭的受益者和受害者有了更為複雜的評估。

除了那些直接因為敵人砲火轟炸而死亡的平民之外，更為平衡的分析應該要檢視平民人口生活物質所受到的影響。雖然國家確實改善那些從事支援戰爭的人群之健康照護（下詳），並實施控制傳染病的措施，

第一次世界大戰對平民的健康仍然有直接和間接的衝
擊；當然不是所有的國家都受到同樣方式的影響。不
同國家、地區和城鎮的狀況有巨大的差異。全面戰爭
在德國相當極端：1916年的興登堡計畫（Hindenburg
Programme）犧牲了平民人口的需要，來支持戰爭的需
求，相當大比例的人口面臨嚴重的匱乏；盟軍的經
濟封鎖與政府的管理不良，使得情況更為惡化。在
1916年之後德國的死亡率快速升高。德國的經驗並
非獨一無二。比利時的人口同樣面臨貧困，而餓肚子
的兒童在東歐與中歐司空見慣。英國和法國的平民人
口處境比較好，但戰爭使得既有的社會問題惡化。對
士兵家庭的協助兌現緩慢，在某些個案這樣的延遲使
得家庭陷入赤貧；也有些人因為惡化的住宅環境、住
屋環境、房租的提高以及惡劣的工作環境而受害。歐
洲各地都發生抗議和罷工。

在1918到1919年的流感大流行之前，第一次世
界大戰並沒有伴隨著主要的疫病，但風土病的流行程
度的確增加了。義大利男性農夫的動員使得女性必須
從事田地工作，導致更多女性工人暴露於她們不太
具有免疫力的瘧疾環境中。雖然痛風這類疾病基本上
消失了，其他的疾病像是佝僂病、梅毒和肺結核則增
加。此外，也有隱藏的健康不良後果導致長期的影
響。歷史學者把吸菸增加連結到1930年代以來癌症

的增加。彈藥工廠的工時過長、不良環境以及暴露於危險的化合物，帶給裡面工作的人不良的後果。政府注意到這些風險，但由於從事現代科技戰爭的需要，而傾向於不聞不問。假日變得很少，工作負擔隨著戰事拖長而增加並導致疲勞。到了1918年，歐洲的平民人口已經快要無法負擔了，這可以部分解釋戰後個人和國家對流行性感冒大流行的反應。

考量這樣的證據，很難論稱第一次世界大戰出現整體平民健康的改善。某些平民團體的處境要比其他團體來得好；就歐洲的城市而言，德國的平民在1916年之後受害最大。死亡率的整體降低，主要歸功於長期的趨勢而非戰爭本身，頂多是戰前死亡率降低的趨勢遭到延緩。關於第一次世界大戰對人口之衝擊的這場統計辯論，提醒了我們，戰爭對平民人口有顯著的身心健康影響。戰爭的醫學後果無法單靠戰場上的統計數字或是對軍事策略的影響來加以衡量，也必須透過它對平民健康的衝擊來加以衡量。

✦ 戰爭與平民的健康照護：二十世紀 ✦

雖然修正主義的歷史學者貶低了戰爭對醫療政策的衝擊，但黛博拉‧杜沃克（Debora Dwork）以及其他學者的研究顯示，二十世紀的衝突如何讓關切的

焦點放在國族的健康並鼓勵醫療服務的延伸。[6]正如歷史學者馬克・哈里森（Mark Harrison）所闡明，現代戰爭——尤其是1850年代之後的衝突，削弱了「平民」和「軍人」之間的界線。[7]二十世紀轉向全面戰爭，平民人口以前所未有的程度捲入了戰事。

此一觀點最明顯的例子，是英國由於二次大戰戰時的經驗以及「緊急醫療勤務」（Emergency Medical Service）的角色，而創設了「國民建康服務」（National Health Service）。[8]但這不是唯一的例子。普法戰爭對法國造成的震撼以及南非戰爭對英國造成的衝擊，激化了社會改革的辯論，由於憂心國族健康而促成一系列醫療服務的引進〔參見〈健康照護與國家〉〕。隨著第一次世界大戰的爆發，疾病成為內部敵人，支撐龐大部隊的需求使得平民的福祉具有軍事上的重要性。捲入衝突的國家建立起醫療與預防的服務，保護與促進國族健康並實施緊急計畫來處理傳染病的爆發。法國的

6　Deborah Dwok, *War is Good for Babies and Other Young Children: A History of the Infant and Child Welfare Movement in England 1898-1918* (London: Tavistock, 1987).

7　Mark Harrison, 'Medicine and the Management of Modern Warfare', *History of Science* 34 (1996), p.381.

8　〔譯注〕英國在二次世界大戰前預期德國的轟炸將帶來大量平民傷亡，因此國家將私立醫院等醫療資源納入統籌管理以因應。德國轟炸造成的傷亡低於預期，不過此一緊急措施成為戰後實施公醫制度的重要基礎。

公共衛生服務得以擴展，採取措施來對抗類傷寒的傳播，並設立疫苗接種中心來預防天花，擴張醫療監視來對抗結核病和性病，這兩種疾病對平民構成重大威脅。設立改善工作健康環境的措施（因此也改善了效率）。相當可觀的努力把焦點放在保護母親和兒童的健康，也確保未來的人口健康；這些鼓勵生育的政策並沒有隨著戰爭而結束，英國、法國、德國與義大利在1920和1930年代持續這些努力〔參見〈婦女與醫療〉〕。

對於1945年後福利國家的修正主義歷史顯示，戰爭或戰爭的共同經驗不是社會政策的分水嶺〔參見〈健康照護與國家〉〕。這場辯論激勵歷史學者重新思考戰爭對社會政策的影響。戰爭會限制健康服務的提供。例如在普法戰爭期間，在國家的公共救助局（Assistance Publique）管理下的巴黎醫院將慢性病人病床清出，為戰場的傷患預做準備，軍陣醫療優先主導了巴黎。第一次世界大戰期間國際奎寧市場的中斷，影響了義大利對抗瘧疾的運動，使得這個疾病東山再起。治療受傷的士兵在整個歐洲都取得優先，平民病人能夠住院的人數減少。醫師和護士被部隊勤務徵召，導致平民接受健康照護的管道減少，鄉村地區尤其如此。同樣的模式再度出現於第二次世界大戰。戰爭爆發損壞或阻撓了平民的醫療服務，這可見諸德國占領

下的波蘭和烏克蘭。其他地方的平民醫院騰出空間來接納受傷的士兵，為了接受傷患而進行的準備工作造成醫療人力不足的危機。

　　二十世紀戰時所推動的許多福利措施是不完整或不適當的。這些措施偏好那些被認為是支援作戰不可或缺的團體，或是國族未來的健康；這些措施傾向損害管控，而非徹底脫離之前的政策。在第一次世界大戰，受徵召士兵的健康狀況引起了恐慌，促進既有國家醫療服務的擴展。鼓勵生育的政策在1914年已經是許多歐洲國家社會改革的特徵。戰爭擾亂了既有的婦幼福利措施。就1945年之後時期而言，二次大戰必須被放在兩次世界大戰之間福利行政的脈絡來考察。法國在1920年代和1930年代前所未有的福利擴張，並且將醫院照護的管道「民主化」。英國在1930年代不只出現地方政府健康照護的成長，同時有越來越多的報告強調有必要建立起國家健康服務〔參見〈健康照護與國家〉〕。戰爭與其說是標示著福利的分水嶺，不如說是加快了既有的社會政策潮流，而非帶來全新的社會政策。

✦ 結論 ✦

戰爭對醫療有好處嗎？這個問題的答案有賴於戰

爭發生時的社會經濟、文化與政治脈絡，採用的時間
框架和作戰人員的地位。與其採用一套「浴血進步」
的簡單模式，毋寧是戰爭和醫療進展及社會政策的關
係並不簡單明瞭。戰時的醫療回應特殊的需求，改變
了軍陣醫療的提供方式與部隊人員照護方式，但這些
改變並不一定會回饋平民醫療。

進階讀物

❖ 關於近現代與現代軍事醫學的綜覽不多，Roger Cooter, 'War and Modern Medicine' in W.F. Bynum and Roy Porter (eds), *Companion Encyclopaedia of the History of Medicine, vol. 2* (London: Routledge, 1997), pp. 1536-73；以及Mark Harrison, 'Medicine and the Management of Modern Warfare', *History of Science* 34 (1996), pp. 379-410提供優秀的導論。

Roger Cooter, Mark Harrison and Steve Sturdy (eds), *Medicine and Modern Warfare* (Amsterdam: Rodopi, 1999) 從歐洲觀點檢視醫療與現代戰爭。

❖ 關於戰爭與健康的文獻介紹，參見Roger Cooter, 'Of War and Epidemics: Unnatural Couplings, Problematic Conceptions', *Social History of Medicine* 16 (2003), pp. 283-302。

❖ 對近現代醫療與戰爭所受到的注意較少，Laurence Brockliss and Colin Jones, *The Medical World of Early Modern France* (Oxford: Clarendon Press, 1997) 這本全面性著作說明軍陣醫療對醫療化的貢獻。

Eric Gruber von Arni, *Justice to the Maimed Soldiers: Nursing, Medical Care and Welfare for Sick and Wounded Soldiers and their Families during the English Civil Wars and Interregnum 1642-1660* (Aldershot: Ashgate, 2001) 把焦點放在士兵。

Anne Summers, *Angels and Citizens: British Women as Military Nurses 1854-1914* (London: Routledge, 1998) 對於戰爭在護理改革中所扮演的角色，提出影響深遠的說明。

❖ 關於戰爭對醫學的影響，參閱Roger Cooter, *Surgery and Society in Peace and War: Orthopaedics and the Organization of Modern Medicine 1880-1948* (Basingstoke: Palgrave Macmillian, 1993)，

或是 Jeffrey Reznick, *Healing the Nation: Soldiers and the Culture of Caregiving in Britain during the First World War* (Manchester: Manchester University Press, 2005)。

❖ 關於戰後殘障士兵的治療，參閱 Deborah Cohen, *The War Come Home: Disabled Veterans in Britain and Germany 1914-39* (Berkeley, CA: University of California Press, 2001)。

Patrick Kelly, *Creating a National Home: Building the Veterans' Welfare State 1860-1900* (Cambridge, MA: Harvard University Press, 1997)。

❖ 關於平民的健康，參閱 Jay Winter, *The Great War and the British People* (Basingstoke: Palgrave Macmillan, 2003) 對第一次世界大戰的影響提出挑釁的評估，

而 Linda Bryder, 'The First World War: Healthy or Hungry?', *History Workshop Journal* 24 (1987), pp. 141-55 則提出相反的論點。

❖ 關於驚彈症有大量的文獻，Ben Shephard, *A War Of Nerves: Soldiers and Psychiatrists 1914-1994* (Cambridge, MA: Harvard University Press, 2002). 是目前關於此一主題最佳的綜論。

Joanna Bourke, *Dismembering the Male: Men's Bodies, Britain and the Great War* (London: Reaktion Books, 1999) 則是對於戰爭與身體政治深具影響力的研究。

❖ 關於第二次世界大戰的文獻很有限，不過 Mark Harrison, *Medicine and Victory: British Military Medicine in the Second World War* (Oxford: Oxford University Press, 2008) 提供了關於英國的綜覽。

❖ 關於戰爭和英國的國民健康服務（NHS），完整的介紹可參

見 D.M. Fox, *Health Policies, Health Politics: The British and American Experience 1911-1965* (Princeton, NJ: Princeton University Press, 1992)，

　　或是 Charles Webster, *The Health Service since the War, I: Problems of Health Care* (London: HMSO, 1988)。

❖ 需要軍事史導論的讀者，Jeremy Black, *Introduction to Global Military History: 1775 to the Present Day* (London: Routledge, 2005) 提供全球的視野。

CHAPTER 16
精神病院的興起

The RISE of
the ASYLUM

我們喜歡以某些特定的方式來想像過去的精神病院，這點可清楚見諸於文學作品對於維多利亞時代精神病院的呈現，像是威爾基·柯林斯（Wilkie Collins）的《白衣女郎》（*The Woman in White*, 1860）或是莎拉·華特斯（Sarah Waters）的《荊棘之城》（*Fingersmith*, 2002）。對於這些機構內部發生了什麼事，及其所使用病急亂投醫、有時相當危險的治療方法，都先有了成見。我們認定精神病院是黑暗與壓迫的機構，精神醫學史的研究起初似乎肯定了這些歷久彌新的印象。這些研究主要有關著名的機構，像是貝德蘭（Bedlam）病院或是教友派的約克療養院（Quaker York Retreat）；以及精神科醫師的著作，像是菲利浦·皮內（Philippe Pinel）、埃米爾·克雷普林（Emil Kraepelin）、尚－馬丹·沙考（Jean-Martin Charcot）或是西格蒙·佛洛伊德（Sigmund Freud）。雖然這些說法都強調現代化，這並不意味它們向歷史歌功頌德：事實上相反地，它們藉由譴責過去的治療，來強調1790年代以來精神科是何等進步。數場精神醫學革命獲得認定：十八世紀的道德療法被等同於精神病院的興起；精神分析革命則聯結到佛洛依德；精神藥理學革命則連結到精神作用藥物（psychotropic drugs）及二十世紀下半的去機構化（deinstitutionalization）。

　　受到 1960 年代反精神醫學運動，以及新風格的社會史對階級與行動者的關注所鼓舞，新一代歷史學者在 1970 和 1980 年代拒絕這種大敘述，並重新思考機構化的過程，以及社會和醫師如何回應精神疾病。雖然未曾出現單一的修正主義學派，歷史學者或隱或顯地借助社會學以及某些反精神醫學運動的預設，來重新檢視機構化的過程、醫學專業的角色以及精神障礙的界定方式。研究者更為仔細地檢視新史料和個別精神病院的歷史，質疑監禁的編年史與機構化背後的理由，揭露出精神病院生活的複雜性。舊的迷思，像是貝德蘭病院的全面恐怖，或是皮內在比賽特（Bicêtre）卸下病人的枷鎖，都遭到駁斥。精神病院內外界線相當具有流動性的概念，取代了認為精神病院代表了社會學家高夫曼（Erving Goffman）所謂的全控機構（total institution）或封閉機構，或是監禁帶來不便之人的方便場所等舊觀念。很清楚的是，如果要理解精神病院，就要把它們放在脈絡中考察，不只是時代的脈絡，也包括它們的社會經濟、政治、文化與專業的環境。

　　我們在本章後面會指出，雖然早期對於精神醫學史的詮釋遭到了挑戰，要理解過去對於精神病的反應，精神病院仍舊是核心。本章將焦點放在關鍵的史學問題，先檢視傅柯「大監禁」（great confinement）的

概念，以及精神病院主導精神疾病治療的理由。接下
來各節會討論十九世紀和二十世紀治療方式的變化，
以及精神病院遭遇的主要挑戰。全章都會探究醫師的
影響力以及社會經濟脈絡的重要。

✦ 大監禁 ✦

近現代歐洲對於精神失常者的照護，是環繞著家
庭成員、管家、朋友和鄰居或社區所組織起來的。只
有少數機構處理精神失常者，而且主要是處理赤貧之
人。其中最早建立的機構是在十五世紀的西班牙，和
宗教機構有密切關係。這些機構當中最為惡名昭彰者
是倫敦的伯利恆聖瑪莉醫院（St Mary of Bethlehem），又
稱為貝斯蘭（Bethlem）或貝德蘭，它在十五世紀在近
乎偶然的因素下開始收容「瘋子」（lunatiks）。地方教
區對於精神失常者也提供有限的照護：如果認為他們
無害的話，就會發放醫藥、護理照顧、衣服或食物來
加以救濟，而那些最為難纏或暴力的精神失常者，則
會被安置在窮人收容所或是其他的教區機構。整體而
言，近現代機構收容的病患很少。

在《瘋狂與文明》（Madness and Civilization, 1965）一
書，法國哲學家與歷史學者米歇爾・傅柯（Michel
Foucault）提出「大監禁」（grand renfermement）的觀念，

來解釋為何從十七世紀中到十八世紀是精神失常者治療的關鍵轉折點。正如他大多數的作品一樣，傅柯在此論稱，不該將改變和進步連結在一起〔參見〈史學〉〕。他勾勒出一則更為邪惡的大敘事，將機構的成長及瘋狂的知識分類，連結到把精神失常者關進從十七世紀中開始出現、數量快速增加的國家機構。傅柯論稱，自從路易十四在 1643 年繼承法國王位，絕對專制主義興起，展開對非理性的新反應，精神失常者和其他偏差團體則被關入一系列國家機構，包括法國的總醫院（Hôspital Général）以及德語區的懲戒院（Zuchthäuser）。傅柯宣稱，隨著社會日益關切偏差行為，精神病院是隔絕與處理那些不能或不願工作的偏差人物的經濟實用手段；目的是收容與規訓他們，而非照護或治療他們。傅柯使用法國的證據，指出地方當局受到要求，要為貧窮的精神失常者提供機構設施，以及提出辦法准許家庭成員將精神失常的親戚關進精神病院，且剝奪後者的法律權利。這種監禁並不只是在空間上隔離精神失常者：它代表的是，藉由精神醫學來施加正常性的新規則（new rules of normality）。

歷史學者激烈辯論傅柯論點的優缺點。正如第一章所指出，傅柯的著作因為經驗證據上的弱點，且將知識概念、機構改革與社會改革混為一談，以及把焦點放在少數領導人物或是誇大醫療觀念的影響力，

而遭到攻擊。雖然精神病院或瘋人院的數量在十八世紀確實增加了，這些機構很少吻合傅柯的模型，即便在法國亦然。與其說它們是絕對專制國家所推動的，毋寧說它們當中許多是慈善機構或私人企業，而且收容精神病人的機構在工業化的英國增加最多。像倫敦的聖路克醫院（St Luke's Hospital）這類慈善機構，同屬推動私人志願醫院的潮流〔參見〈醫院〉〕。更為普遍的是私立瘋人院的成長，此乃英國歷史學者派瑞·瓊斯（Parry-Jones）所謂「瘋狂生意」（trade in lunacy）的一部分。在1774年到1815年之間，英國在鄉下與都會大約建立了七十二個私立瘋人院。[1]大多數一開始是小規模的居家式安排，具有近現代時期照護的特徵，只有少數類似傅柯所謂的十八世紀之大型機構。它們的主要目標也不是窮人。雖然那些收容赤貧者的機構在當時激起最大的關切，而且通常導因於和它們有關的醜聞；然而，私立瘋人院（madhouses）收容的病人來自於中間階級與窮人，也有些是為有錢客人所設立的。

　　儘管歐洲從十七世紀中到十八世紀展開「大監禁」的說法禁不起檢視；但是到了十九世紀，國家設立的精神病院數量戲劇性地增加。例如在俄國，尼可

1　William Parry-Jones, *The Trade in Lunacy* (London: Routledge and Kegan Paul, 1972), p.30.

拉斯一世（Tsar Nicholas I）所推動的改革，展開地區精
神病院網絡的建構。北歐國家精神病院創設的主要時
期是在1850年之後。到了十九世紀中，大多數的歐
洲國家都要求地方政府必須照顧精神失常者，並且通
過法律來規範將他們送進精神病院的機制。在十九世
紀下半，這些公立精神病院的數量與規模，以及收容
的精神病人數目，都提高了。不同國家的時程不一。
英格蘭公立精神病院登錄的瘋人數量，在1844年到
1860年代之間增加了一倍；德國精神病院照護的大
變化，發生在1880年到1910年之間。雖然中央政府
介入管制，這些精神病院有許多是地方機構，專門設
計來為特定地理區域服務。

　　歷史學家提出幾種解釋，以說明此一機構化的過
程。有些歷史學者認為，機構化的理由在於，十八與
十九世紀工業化帶來了更廣泛的社會經濟變遷。其他
歷史學者則強調醫療因素或專業因素的重要性。實際
上，社會經濟因素和醫療因素很難區分開來。本節以
下將探討，對於精神病院興起成為照護精神失常者地
點的各種解釋觀點和反論。

　　當時的人認為，家庭之所以尋求機構來支持照護
精神失常的親戚，和某些社會因素有關。歷史學者同
樣也指出，十八與十九世紀歐洲巨大的社會經濟轉變

的重要性。對許多人而言,十八世紀晚期與十九世紀
步入資本主義經濟的變動,和精神病院的興起有密切
關係;這樣的說法很有吸引力。其中一種看法認為,
資本主義所經之處,背後留下數量急遽升高的人性創
傷,而需要機構回應。安德魯・斯考爾(Andrew Scull)
在《瘋狂博物館》(*Museums of Madness*, 1979)一書,對於
英格蘭這個率先工業化國家的種種因素,提出細膩
的解讀。斯考爾對於社會、法律與專業如何回應精神
疾病很感興趣,他採取的研究方法反映了當時社會史
和社會科學的論點。斯考爾對《瘋狂與文明》極為批
評,他細膩的研究和充滿挑釁的論點,將精神病院數
量的增加連結到工業資本主義的成長,以及英國社會
依循市場原則進行重組而帶來的社會變遷。對斯考爾
而言,巨大的社會動盪助長了傳統社會階層與社會責
任的崩潰過程,削弱了社會與家庭的連帶。斯考爾宣
稱,結果是貧窮的家庭再也無法應付他們精神失常的
親戚,也負擔不起他們的居家照護。於是,他們把不
具生產力或危險的親戚丟進精神病院,這些「帶來不
便」的人無法在新的市場經濟中正常運作。

　　斯考爾關於工業化造成不穩定效果的觀點很有吸
引力,特別是當時許多人對於工業化感到相當焦慮。
雖然不同的工業化模式或許能說明機構化的不同時程
(像是在瑞典),但隨著工業化、人口成長與都市化帶

來深刻的社會變遷時，歐洲的整體趨勢使得機構式的解決方案成為必要。例如羅馬的「虔誠的聖瑪莉精神病院」（Santa Maria della Pietà mental hospital）的入院記錄，就支持這樣的論點。它們顯示許多入院者是社會邊緣人，沒有傳統的家庭支持網路或經濟資源。

在斯考爾於1979年出版了《瘋狂博物館》之後，研究顯示工業化過程的歷史比過去預設還要漫長；歷史學者對於把精神病院改革聯結到特定資本主義進程，也變得更為謹慎，而出現了對於機構化較為懷疑的看法。稍後的學術研究對於將機構精神醫學（institutional psychiatry）的興起，解釋為只是對新興資本主義經濟的回應，提出質疑。愛爾蘭是個好例子，當那裡的精神病院數量出現可觀成長時，工業化、都會化或人口成長卻很有限。波特對十八世紀英格蘭的研究指出，精神病院擴張的原因不只是資本主義而已，而是「在日益付費服務的經濟，社會責任經歷無數重新協商」，而出現的回應。[2] 瘋人院數量的增加，部分原因在於商業化、需求以及富裕程度都提高了。此一成長在多大程度上是來自於社會階層關係的崩潰，這點很難估計；然而，關於巴黎、英格蘭、蘇格蘭及其

2　Roy Porter, 'Madness and Its Institutions', in Andrew Wear (ed.), *Medicine in Society: Historical Essays* (Cambridge: Cambridge University Press, 1992), p.287.

他地方的個別精神病院的研究，以及對十九世紀精神病院入院原因的探討中，對於經濟因素是住院唯一原因的說法，只能提供相當有限的證據支持。由於精神疾病的汙名，許多人都是先在家庭中應付瘋狂的親戚。入院記錄顯示，只有當病人的行為變得太難以忍受、古怪或暴力，家庭或社區才會尋求將他送入精神病院。

為何家庭和社區會尋求精神病院來照護那些他們認為太難以處理或太危險的人，原因仍不是很清楚。歷史學者約拿森・安德魯斯（Jonathan Andrews）認為，精神病院的改革使得它對家庭更有吸引力。[3] 從十八世紀中開始，那些精神病院的經營者宣稱，機構照護帶來治療上的好處。道德管理（moral management）與道德治療（moral therapy），或是某種可視為是心理學的作法（下詳），在十八世紀晚期和十九世紀初期愈益獲得採用，體現了這種治療理念。斯考爾認為，這些理念推廣所謂在管理良好的精神病院中透過醫療控制來「馴服瘋狂」。中產階級改革者偏好這些做法，和醫師協力推廣特定的精神病院照護方式。當時的立法也反

---

3 Jonathan Andrews, 'The Rise of the Asylum in Britain', in Deborah Brunton (ed.), *Medicine Transformed: Health, Disease and Society in Europe, 1800-1930* (Manchester: Manchester University Press, 2004), pp. 314-16.

映這些價值觀，創造出認證與監禁的法律體系，使得精神病院成為精神疾病治療的中心。

　　既然對精神病院及其管理治療精神失常的信心十足，精神病院的經理、醫師和政府的檢查人員，在十九世紀努力試圖確保一套進行道德管理所不可或缺的紀律。病院雇用了更多訓練良好的人員，若工作人員或其他病人施加強迫與暴力的話，越來越會被視為是種虐待。雖然有不少證據支持十九世紀晚期公立精神病院環境不良與過度擁擠的說法；但當時也投入許多努力使它們更像居家環境，而比較不像監獄。即使某些機構的改善，只不過是用廉價的壁紙和一些版畫讓氣氛更愉快些，那些管理公家精神病院的人，確實試圖用有限的資源來進行改善。大多數精神病院都設有圖書室並且安排音樂會、舞蹈和戲劇，還添加了工作間、板球場和其他的休閒設施。這有其治療目的：工作和休閒被認為會帶來身體上和心理上的好處，而這些設施也使得病人家屬更願意接受精神病院。這樣的說法不是淡化許多精神病院的單調、官僚或死氣沉沉的狀態，也不是要忽略某些病人經歷了性虐待、暴力或強制。來自調查與病人的證據顯示，這種居家環境化在相當程度上可以掩蓋虐待；然而，逐漸拒絕使用拘束身體的形式、採用工作治療法等新的做法，以及對精神病院環境的巧妙運用，都有助於說服家屬接

受精神病院是照護困難或危險人物的最後可行之道。

還有一套論點認為，精神病院的興起和社會控制有關。社會學廣泛應用社會控制的觀念，來指稱個人或團體的行為受到管制的過程。對社會學者而言，問題不在於社會控制的存在，而是要確認其運作的機制。常見的區分是分辨強制的控制形式，或是透過形塑價值觀和態度來運作之軟性意識形態方法。因此，精神疾病的醫學定義可以用來歸類社會、道德或政治上偏差或危險的個人，並且用精神病院來控制他們。此一研究取向認為，十八世紀和十九世紀出現越來越多的精神失常者、罪犯與窮人，處理方式則是將他們關進專門設立的機構，將其封閉在灌輸資產階級價值觀的環境當中。十九世紀愛爾蘭將精神病患視為犯罪而關入精神病院的過程，或是納粹德國（1933-45）所採取的政策，都是此一過程的範例。

十八世紀與十九世紀關於精神失常的醫學概念，有著重要的道德面向。這點可見諸一套道德化的論述，又屬於一個更廣泛的文化運動，企圖將資產階級的紀律加以內化。十九世紀的醫師擴張精神失常的定義，把從喝醉酒到手淫等特定類型的行為關連到精神疾病，以含括那些從前被標籤為罪惡的行為；這點鮮明地呈現在英國醫師詹姆士・考利・普理查（James

Cowles Pritchard）對道德精神失常（moral insanity）的定義。正如第四章所指出，婦女經常是這些定義的犧牲品。有許多例子是，病人之所以被送進精神病院，是因為他們踰越了社會或法律的規範。梅林（Melling）以及佛賽斯（Forsythe）在《瘋狂的政治》（*Politics of Madness*, 2006）對英國德文郡（Devon）入院精神病患進行全面的分析，顯示許多精神病院住院者，不論其階級為何，之前都曾不端莊或逾越可接受的行為界線。

當代人關心精神病院如何受到運用。從笛福（Daniel Defoe）的《奧古斯都之光》（*Augasta Triumphans*, 1728）到柯林斯的《白衣女郎》，以及報紙報導和引起注目的法律案件，都傳達出對錯誤監禁的恐懼。德國在1890年代出現瘋人權利運動（Irrenrechtsreformbewegung），濫權監禁成為抗議的焦點；法國關於強制入院的訴願常被舉報到內政部或法務部。被錯誤標籤為精神失常者的可能性與汙名，以及被關起來而沒有任何逃脫的可能與法律權利，引起相當廣泛的文化焦慮。

雖然社會控制的論點深具影響力，但很少證據支持精神病院是被有系統地用來控制或規訓那些在社會上、道德上或政治上偏差的人。如何定義精神失常與如何執行強制入院，兩者之間有所差距。許多被錯誤監禁的案例，其動機是家庭成員的貪婪或權宜之計，

而不是醫師或國家的任意專斷。關於巴黎以及瑞士的研究顯示，大多數的精神病患住院者，都是在（公共或家庭的）危機時期入院的，或是當其他的選擇都不可行時。精神病院住院者幾乎都是那些太難以處理、或太危險以致家庭無法照護者，或是那些缺乏家庭或社區支持網絡的個人，此一模式也見諸其他機構的收容者〔參見〈醫院〉〕。

　　精神病院的興起還有另外一套社會經濟的解釋。精神病院相當契合十八世紀晚期與十九世紀的福音運動與改革運動，其目標是要改善窮人的處境。它們反映了官僚對於機構解決方案的信心，這是十九世紀回應許多社會問題的做法特色，但它們也是針對精神失常問題一套符合成本效益的解決辦法。精神病院被呈現為一種可以省錢的投資，因對其治療能力的信心，故容許它們在性質、規模與品質上做節約成本的妥協。

　　還有一些歷史學者透過醫療和專業上的因素，來理解精神病院角色的成長。先有精神病院還是先有新的治療方法，這就像在問先有雞還是先有蛋。事實上是，可以同時看到這兩股廣泛的趨勢。一是將精神病院的興起連結到對精神失常新的解釋方式。波特這位修正主義者在《心鎖》(*Mind Forg'd Manacles,* 1987)一書

主張，啟蒙時期（十八世紀）重塑了精神疾病性質的觀念，使得治療變成可行、機構化變得值得嚮往。英國哲學家洛克提出人類可塑性的觀念，宣稱精神失常是起因於不受控制的想像力以及錯誤的思維原則，稍早認為精神失常和不變的非理性與禽獸般地缺乏感性有關，洛克的看法則否定這樣的預設。這樣的新觀念，再加上受到機械論哲學影響而對解剖學與神經產生的興趣〔參見〈解剖學〉〕，都支持了將心靈和身體結合起來的新研究取向，主張精神疾病是可以治療的。精神失常在十八世紀吸引越來越多的注意力，並不足為奇。啟蒙的特徵包括信奉理性的重要性、對於人性改良潛能的樂觀主義，以及更能感受苦難者的困境。

　　受到這些觀念的鼓舞，越來越多十八世紀的醫生或精神病學家（alienists）[4]，開始倚重實際經驗，並以神經系統失調為其專長。在這個過程中，他們拒絕監禁治療法而偏好改革派的治療方式，強調管理以及使用針對理智與感情的處理方法。這些觀念具體呈現於「道德治療」（moral treatment，法文為 traitement moral）。此一療法被認為和英國聖路克醫院的醫師威廉・巴蒂（William Battie）、教友派的約克療養院（Quaker York

---

4 〔譯注〕alienist 是當時對治療瘋人的專家之稱謂，如本章所述，十八世紀這些人當中不乏沒有醫師資格者，因而在此中譯為精神病學家，而非精神科醫師。

Retreat），以及皮內管理巴黎精神病院的神話般活動有
關；皮內管理的醫院包括收容女性的薩佩提耶醫院
（Salpêtrière）與收容男性的比賽特醫院，據說他在這兩
間醫院移除住院病人的枷鎖。上述醫師所支持的方
法，大致都可稱為心理學式的。實際上，這意味著精
神病學家有控制住院病人的力量，並且否認身體約束
的重要性，正如斯考爾在《瘋狂博物館》所說，此一
治療方法讓精神病學家扮演道德企業家的角色。直接
將道德管理等同於仁慈會是個錯誤，因為療法當中也
用到了恐懼與規訓，但新的策略透過溫柔、馴服以及
轉移注意力，把焦點放在病人的心靈，而非他們的身
體。這些觀念從英國和法國傳播到其他歐洲國家。

雖然傅柯和其他學者主張，這些新的方法意味著
使用其他手段來執行約束；但歷史學界一般觀點認
為，道德管理代表治療上的轉捩點，即便這種做法
很難被化約為一套精準的公式。瘋狂漸漸被視為是心
靈的失序，治療目標則是要透過工作與娛樂、特權與
紀律的結合，使病人重新社會化而回歸正常。這點只
有在秩序良好的精神病院才能做到；那裡的建築物與
家具，乃至嚴格的階層關係，都井然有序，住院病人
根據性別和狀況加以隔離，日常起居則十分規律，這
些都是設計來重新教育病人並加以治療。精神病學家
熱切地宣揚這些理念，宣稱由於精神失常的根源在腦

部，因此精神病院應該由他們來掌管。此一模型具體呈現在十九世紀上半英國、法國、比利時以及其他國家新的法律措施，它們支持醫學認證以及將精神失常者安置在公立病院。直到一八五〇年代之前，被治癒而出院的病人數目，似乎肯定了此一治療方法的有效。醫學有關瘋狂的概念出現變化，推動了機構化。

第二種醫學解釋則認為，精神病院關係到精神病學家界定與治療精神失常的權威提高。對斯考爾而言，精神病院提供他所謂「專業帝國主義」的工具，精神病學家透過這套機制，自居資產階級社會秩序的代理人，伸張其對精神失常的宰制。我們已經說明，精神病學家如何宣稱精神病院和精神疾病是他們的專屬領域，以及他們界定與治療精神疾病的角色。這樣的主張獲得立法的支持。例如，法國在1838年以及英國在1845年都通過法律，賦予醫師監禁瘋人與管理精神失常的明確角色。管理良善的精神病院是此一過程的中樞，它提供一個進行觀察與實驗的場所，可以對精神疾病加以界定並進行治療。正如英國的約翰‧康納利（John Conolly）以及法國的尚－艾狄昂‧多明尼克‧艾斯基羅（Jean-Étienne Dominique Esquirol）等人的事業所顯示，關係上的提拔、學院網絡以及個人因素對於精神病學家權威的延伸也很重要。精神醫學就像其他領域一樣，在十九世紀建立起專門期刊、

專業團體與資格，有助於界定精神醫學成為一門專科
〔參見〈專業化〉〕。精神病院的管理科學成為此新興精
神科的專業柱石，並正當化了他們的專業權力。

透過檢視醫學影響力受到誇張的程度，可以挑戰
專業帝國主義的假設。法國和英國直到十八世紀晚
期，醫師通常和精神失常者的治療沒有太大關係。
十九世紀的俄國也是如此，那裡的行政改革以及精神
病院興建計劃是由沙皇尼可拉斯一世所推動的。道德
療法起先並不具有醫療性質，而後才緩慢地醫療化。
執行強制入院的醫療權力也同樣有限。對於個別精神
病院以及入院紀錄的研究顯示，家人和朋友是決定病
人治療地點與治療性質的重要因素。他們針對病人的
入院和出院進行協商，而精神病院的醫師所做的通常
只是確定先前家人、鄰居或非醫療當局所做的診斷。
在其他方面，精神病學家也只是邊緣角色。英國的濟
貧法機關非常重要，它會先辨識出精神失常的窮人，
然後再決定要把誰送到公立的精神病院。法國的警察
和特殊病院（Infermerie spéciale）扮演類似的角色。

醫療權力在其他方面受到限制。那些在公立精神
病院工作的人，對其機構通常只有很少的控制力，他
們的決定很容易被外行的精神病院經理所推翻。政治
人物和律師在其他方面挑戰醫學對於精神失常的定

義。法國法院公開質疑法律案件中的醫學專業知識，同樣的情況也出現在英國。在德國和英國，對於不當監禁的指控引起的辯論，使得精神病學家的權力與能力受到質疑。德國出現民眾運動，力圖在某種程度上重新取回常民定義精神疾病與治療的控制權。這些運動關切的焦點是，醫學專家的權力在人們眼中是專斷而具有爭議的。

　　很難將醫學觀念和它們的社會經濟脈絡區分開來。偏重醫學或專業因素的社會經濟解釋與論點有其優點，但正如本節所顯示，亦有可能提出一系列的反論。儘管傅柯的大監禁模型禁不起檢視，十九世紀中期確實看到精神病院運動的極盛時期，不僅在所謂專業帝國主義的潮流下精神病學家支持這樣的發展，公立精神病院還獲得改革者、地方當局與政府乃至公眾的廣泛支持。這點可明顯見諸十九世紀早期英國和法國的精神病院改革運動，在另一個層次上，從公立精神病院住院人數的增加也可看到此點。對那些入院病人的家屬和朋友而言，精神病院或許是最後的手段，但精神病院成長的理由反映了造就它們的醫療力量和社會經濟力量。

✦精神病院的照護：1850到1914✦

　　在十九世紀下半，早期對於精神病院治療效益的樂觀主義已經消散了，精神病院開始被視為是問題重重的機構，或者用斯考爾令人印象深刻的話來說，精神病院是「存放精神失常者的倉庫」。斯考爾認為早期對於精神病院照護的熱衷，在過度擁擠的壓力之下，轉變為大型的監護機構。此種看法仍主導大多數的史學文獻。一般普遍認為，精神病院在1860年之後變成缺乏人味的大型監護機構，裡面充斥著過度擁擠、物質上的不舒適、缺乏治療活動以及普遍的虐待。精神病患收容人數的增加，表面上支持了這樣的看法。表16.1顯示出英格蘭和威爾斯的精神病院在1850年到1920年之間的成長程度。

　　在歐洲其他地方同樣出現這樣的模式：德國精神病院收容人數占總人口的比例，從1852年的平均五千三百人中有一人，到1911年的平均五百人中有一人；義大利精神病院收容人數，在1874年到1907年之間增加了三倍。俄國精神病院的數量雖然在1850年之後出現戲劇性的成長，許多病院仍舊過度擁擠且工作人員不足，而阻撓了治療上的努力。當時人們討論精神病院如何被無法治癒的病人給塞爆。隨

TABLE 16.1 ———— 英格蘭和威爾斯的郡立精神病院，1850-1920

年份	病院數量	病人總人數	病院的平均收容人數
1850	24	7,140	297
1860	41	15,845	386
1870	50	27,109	542
1880	61	40,088	657
1890	66	52,937	802
1900	77	74,004	961
1910	91	97,580	1,072
1920	94	93,648	966

來源：Annual Reports of the Lunacy Commissioners to 1910;
Annual Reports of the Board of Control for 1920.

著精神病院的規模增大，病人失去他們的個體性，治療和照護則變成批發式的。當精神病院醫師窮於應付過度擁擠的狀況，以及逐漸增加的慢性而難以處理的病人，引進水合氯醛（chloral hydrate）這類能讓病人更易管理的新藥物，就受到熱烈的歡迎。雖然當時對所謂化學約束（chemical restraint）有所依賴，但並沒有排除掉其他療法，像是用水療法或電療法來刺激神經；然而過度擁擠使得常規管理和規訓，成為建立精神病院良好秩序的關鍵。在這些大型的公立機構，可以觀察到走向監護主義（custodialism）的潮流。

精神病院收容人數增加，表面的解釋是這段時期的人口成長；然而精神病院數量增加的速度，要比人口成長的速度來得更快。當時人們擔心都市環境的惡化以及都會生活的性質，助長一系列的社會問題，從喝酒、淫蕩到精神病等等；法國在普法戰爭（1870-1871）戰敗以及巴黎公社事件（1871）之後，開始認為其人口出現日益嚴重的身體與道德之敗壞。這樣的恐懼助長了遺傳論和退化論的觀念（下詳）。也有學者認為精神病院收容人數的增加，反映了對社會福利的態度改變。當時的人就注意到，家庭與個人尋求國家協助的意願提高，並討論過去原本接受居家照護的病人，現在是如何被送進由國家經費支持的機構。他們也強調診斷方法的改良，並指出醫師變得日益熱衷鑑定人們的精神失常。因此，精神病學家和精神病院可被視為是自身成功下的犧牲品：當時的說法確實指出，精神病學家樂意將越來越大的症狀範圍診斷為精神疾病，新的住院準則也擴大了精神失常的範圍。

然而，專業帝國主義不是成長的唯一理由。經濟因素也有利於大型精神病院，特別是經費是由地方支付的時候。內部因素也扮演一定的角色。薩里（Surrey）及蘭開夏（Lancashire）的郡立醫院的證據顯示，入院病人只有三分之一在一年內出院。雖然有百分之十到十八的住院病人在入院一年內死亡，使得病人替換速

率變高，但仍有大量病人一直留在醫院。他們形成一個不斷成長的長期住院病人人口，其中有許多人衰老病弱。隨著公立精神病院在掙扎下擴張，這些病人構成了過度擁擠的重要因素。

　　精神病學家提出其他的解釋，而這些解釋反映了專業上的不安全感，以及針對他們是否有能力治療大多數精神病院病人的質疑日益升高。許多人借助退化與遺傳的因素，來解釋為什麼精神病院會變得過度擁擠。在十九世紀中葉，身體和生理的解釋開始取代早期關於精神失常和道德失序的連結，試圖使精神醫學更接近主流醫學。這些從人類學、演化理論和社會達爾文主義引進的觀念，鼓舞精神科醫生用這樣的方式來思考。正如本書第十二章所指出，遺傳和退化的觀念在十九世紀末取得新的重要意義，它是關於歐洲國族、帝國與種族狀態更為廣泛的論述的一部分，並反映當時社會與政治的悲觀主義。對於遺傳、退化與瘋狂的興趣，在法國的約瑟・莫侯（德杜爾斯）（Joseph Moreau (de Tours)）、班乃迪克・奧古斯汀・莫瑞爾（Benedict Augustine Morel）以及英格蘭的亨利・莫斯里（Henry Maudsley）的著作中具體成形。他們發揮關鍵作用，勾勒出精神退化的理論，做為精神疾病的一套偽身體性的解釋（psuedosomatic explanation）。正由於這些觀念的模糊，以及對精神疾病提出一套器質性解

釋，使得精神醫學更接近一般醫學；隨著精神病學家
對精神病院治療能力的幻滅，精神退化理論獲得廣泛
的接受。正如義大利的龍布羅梭（Cesare Lombroso）或
德國的理查‧馮‧克拉夫特‧艾賓（Richard von Krafft-
Ebing）的著作所顯示，精神病學家開始宣稱某些形式
的瘋狂會從上一代傳給下一代，而某些病人則是無法
治療的。這些觀念有助於造就精神病院的新功用：保
護社會免於瘋狂所代表的汙染。

愛德華‧修特（Edward Shorter）在他的《精神醫學
史》（*The History of Psychiatry,* 1997）主張，對遺傳的興趣
並不全然是負面的。修特宣稱，十九世紀的精神病學
家是遺傳學與神經科學的知識先鋒。然而大多數歷史
學者認為，精神醫學的退化論來自於失敗感和專業不
安。退化論使得精神醫學的注意力從十九世紀晚期精
神病院的缺陷，轉移到得以和一般醫學，乃至當時有
關國族、種族與帝國的辯論接軌。精神病學家加入對
退化的討論，針對犯罪與貧窮到性病和酗酒等一系列
社會問題提出解釋，藉此來伸張精神科的價值。

然而，不該認為整個十九世紀晚期的精神醫學，
都受制於退化論觀念而保守僵化。這段期間精神醫學
也在尋找精神疾病與生理學、病理學及大腦功能的關
聯，試圖將精神失常進一步醫療化，將精神科和經

驗性的實驗室檢查結合。這反映了其他醫學領域的研究取向〔參見〈科學與醫學〉〕。十九世紀初的骨相學研究，已經建立起大腦區域和心理官能之間的關聯，雖然這些發現是不實的，但骨相學激勵了對精神疾病之器質性質的廣泛興趣。德國最早表現出這股潮流。雖然德語系邦國設立了精神病院，但是臨床與研究在大學精神科有著更密切的聯繫，助長了偏好經驗研究和器質性解釋的研究環境。由於臨床與病理解剖學在醫學中的份量，以及十九世紀中期生理學的研究工作，因此早期對精神疾病的器質性研究，焦點放在解剖學〔參見〈解剖學〉一章〕，目標是透過神經病理學來找出精神疾病和腦部特定區域的關聯，並加以定位。這樣的研究路徑明顯呈現在柏林神經學者威廉・葛利辛格（Wilhelm Griesinger）的著作，他宣稱所有的精神疾病都是腦部疾病的後果。他對精神疾病的神經學研究方法為其後繼者所採用，他們試圖將精神醫學和神經學、神經病理學以及實驗室的唯物論結合在一起。在海德堡大學門診任職的克雷普林雖然很熟悉遺傳的觀念，但其深具影響力的著作主要受到對神經疾病的興趣所啟發。克雷普林對躁鬱症（manic-depressive insanity）以及早發性癡呆症（dementia praecox）——後來被保羅・尤金・布魯勒（Paul Eugen Bleuler）改名為精神分裂——提出經典的臨床描繪。克雷普林將精神病等同於腦部的病態惡化（morbid deterioration），強調器質性的腦症

狀；他的著作對於精神病院醫學具有高度的影響力。

　　對於精神疾病之器質性質的研究興趣，以及企盼
以臨床觀察為基礎來發現客觀的症狀，影響了維也
納的神經學學者佛洛伊德。有些敘述將精神分析連
結到西方社會的世俗化，以及世紀末歐洲日益深重
的危機感，這些說法往往忽略了精神分析此一生物
學面向。雖然精神分析的奠基神話是環繞著佛洛伊
德所建立起來的，但它其實是當代更廣泛的精神治
療與精神疾病心因理論運動（psychogenic movement）的
一部分。由於歇斯底里（hysteria）這類的功能性神經
疾病（functional nervous disorders），以及神經衰弱（neur-
asthenia）這個新範疇，都不是精神病理學所能輕易解
釋的。法國的神經科醫師沙考找尋其他不帶精神退
化這類負面聯想的解釋，面對過度擁擠的狀況而對
既有療法灰心，精神病學家轉向新的做法，並且認
為如果精神病（psychotic）病人屬於精神病院，那麼神
經症（neurotic）這類新病人則是能夠加以治療的，特
別是沙考在薩佩提耶以及博翰（Hippolyte Bernheim）在
南錫（Nancy）所倡導的催眠療法和暗示療法。佛洛伊
德受過神經科訓練以及沙考的影響；然而，佛洛伊
德試圖理解較不嚴重的精神疾病，這是他在維也納
執業的焦點。佛洛伊德進而拒絕神經病理學的解釋，
提出另一套關於心靈的精神動力學理論（psychodynam-

ic theory），稱之為精神分析（psychoanalysis）。

　　就像沙考一樣，佛洛伊德以歇斯底里做為其觀念的基礎，但是他將歇斯底里的身體症狀解釋為是情緒和心理症狀的反映。同時佛洛伊德提出一套理論，認為自我（the self）是具有內在衝突而複雜的——包含了自我（ego）、超我（superego）和本我（id）——進而宣稱無意識的衝動影響了行為。佛洛伊德逐漸發展他的分析技術，先是使用催眠療法，後來又透過自由聯想和夢的解析。其後，佛洛伊德將焦點放在性象（sexuality）在動機與人類精神發展上所扮演的角色，最終在1903年提出所謂的伊底帕斯情結（Oedipus complex）。佛洛伊德認為性發展的崩潰會表現為神經症和性變態這兩種形式。

　　精神分析有很多好處：它提出的一系列療法，很適合以診所為基礎的醫療；但更重要的是，它為不少難以解釋的心靈現象賦予意義。其他人採納並修改佛洛伊德的觀念。例如，瑞士精神科醫師卡爾・榮格（Carl Jung）提出一個不那麼強調性的無意識（the unconscious）理論，皮耶・賈內（Pierre Janet）則在法國提倡人格發展的理論。結果帶來精神動力學的各種研究取向，幫助精神病學家拓展其專技範圍（下詳）。這些不同取向的差異常被強調，像是榮格式心理學或是

克萊恩（Melanie Klein）的客體關係學派（object relations school）；然而他們有共同的心理學取向，對性象、本能、家庭關係、情緒和夢有著強烈的興趣。

對於佛洛伊德的分析法，以及他的方法被接受的狀況，歷史學者看法分歧。很多人抱持批判的態度，認為精神分析總是引起強烈的爭議，或是指出佛洛伊德的方法非常不適合精神病院的治療。佛洛伊德的觀念確實遭遇到專業上的敵意，而精神分析是個充滿動盪的學科，經歷數次重大分裂。佛洛伊德的爭議性觀念一開始在維也納碰到阻抗，佛洛伊德覺得他在那裡受人排斥，但在其他地方佛洛伊德主義起初則被視為最新的流行。精神病院的精神科醫師批評他的方法取向，尤其是那對於治療慢性精神病個案沒有太大用處。許多醫師對催眠感到懷疑，認為那是對病人的操弄；而佛洛伊德對性的興趣，則被視為是低劣的品味。然而，即使因為深度的治療方法（intensive methods）在精神病院難以實行，而使精神分析技術在精神病院沒有太大進展，但許多精神科醫生確實嘗試了自由聯想以及夢的解析，而且佛洛伊德的觀念對於以私人診所為基地的精神醫學有著深遠的影響，尤其是在美國。佛洛伊德的觀念對藝術和文學也有顯著衝擊，並且影響了內分泌科和婦科（gynaecology）等其他領域的醫學探究以及性改革運動。相較於精神病學家，一

般大眾更樂於接納它。雖然對於佛洛伊德的性理論，記者與某些作家和醫學界與心理學界一樣感到厭惡，但他們散播一套刪改過的觀點，強調其無意識理論的價值。

到了1920年代，對於精神分析的專業態度開始改變。隨著精神病學家（alienists）將自己重新塑造為精神科醫師（psychiatrists），並且擴張其領域，他們開始使用心理治療的方法。敵意仍舊存在，但我們在下一節會指出，1920和1930年代的精神科醫師，開始為自己開創出和精神病院較為無關的角色。在嬰兒、不良兒童、工業、酗酒與婚姻等新領域，心理治療和心理學方法有獨到的用途。

✦ 社會精神醫學與精神衛生 ✦
：1918到1939

第一次世界大戰（1914-18）改變了對精神疾病的態度。戰壕的經驗以及驚彈症的出現，促進了心靈的醫療化〔參見〈戰爭與醫療〉〕。戰爭期間軍陣精神醫學發展出智力測驗這類新診斷技術，並且在精神醫學診所、軍事當局以及地方和全國性的行政單位之間，建立起機構聯盟。例如在義大利，戰爭創造出集體精神照護的需求，提供義大利精神科醫師強化其社會角色

的機會。戰爭讓更多醫師有了照顧精神困擾病人的第
一手經驗，以致他們對退化論這個1914年之前的精
神醫學主流產生懷疑。治療驚彈症士兵的經驗，顯示
某些形式的精神崩潰可能只是暫時性的失能，因此是
可能痊癒的。此外，在前線並未將驚彈症士兵送入精
神病院，而是直接施予治療，這不僅顯示早期治療是
可行的、甚至在某些狀況下值得追求，這也質疑了精
神病院的功用。1914年之前，在德國和美國就有人
提出這樣的想法，並開設了一些精神科門診，法國則
對自願入院的做法產生興趣；但要到1919年之後這
些觀念在歐洲才更為流行，並支持社會精神醫學與精
神衛生。在1920年代和1930年代，許多輕微或邊緣
的案例在精神病院之外的場所接受治療；一般人和精
神醫學專業對於精神健康領域也興趣日增。

　　對社會精神醫學和院外治療方式的熱衷，與十九
世紀晚期對於精神病院日益高漲的批評，是密不可分
的。過度擁擠和不斷增加的住院費用，引發了對新的
精神疾病處理方式的興趣。批評者借助退化與遺傳
的觀念，指出精神病院的照護沒有效果，而醫療介入
應該是在精神崩潰之前就進行。隨著精神醫學的研究
興趣從重大的精神病轉移到輕微的或邊緣的案例，像
是神經症（neuroses）以及其他功能性失調，精神科醫
師開始指出某些種類的病人是不需要住院的。神經衰

弱和歇斯底里是這些新範疇的絕佳範例，前者和神經的衰弱或疲勞有關，主要被用來診斷中產階級的病人。第一次世界大戰之後借重實驗生理學和心理學，對精神失能的性質提出新的觀念。對於精神疾病的新認識，明顯地呈現在阿道夫・梅爾（Adolf Meyer）的適應不良（maladjustment）觀念，認為精神疾病是無法回應日常生活挑戰所帶來的結果。在重新思考精神疾病的性質與範圍時，驚彈症士兵的經驗提供了新的精神醫學模型。這樣的經驗也展現了精神分析與精神動力學取徑的價值，因為治療邊緣案例或暫時性精神崩潰的案例，並不需要住院。其他做法也有所發展，像是德國的活動治療法（active therapy），目標是要讓病人對其行為負起更大的責任。這些新的觀念和做法，共同開啟了在精神病院外面治療與支持病人的機會，而想要減輕照護的財政負擔與減少精神病院過度擁擠的狀況，更強化了這樣的興趣，因此偏好便宜、不需住院的處理方式。

犬儒的看法會認為，這些宣示是精神科這個醫學地位不高的分支，企圖讓自己和社會管理與健康管理扯上關係，以提高自身地位。精神科醫師確實努力要搭上在1920與1930年代日益獲得支持的預防模型〔參見〈公共衛生〉〕。透過社會精神醫學，他們要讓精神健康能和身體健康及身體衛生等量齊觀，並試圖讓

精神醫學更接近其他醫學領域。

　　精神衛生很容易聯想到優生學，乃至企圖隔離被
認定為精神有缺陷的團體加以強制節育的運動。歷史
學者認為，精神衛生在納粹德國（1933-45）與種族及
優生學有關，其所導致的節育計劃與安樂死計劃，是
粗暴使用社會精神醫學的例子。對某些範疇的病人施
以節育雖然不是獨特的現象，例如在北歐就採取了類
似的政策；但「T4行動」（Aktion T4）這項安樂死計劃，
是納粹種族衛生政策一個令人毛骨悚然的例子〔參見
〈健康照護與國家〉〕。例如，納粹統治下的奧地利，國
立精神病院超過百分之六十的病人遭到殺害。然而，
社會精神醫學和精神衛生的內容，並不僅限於優生學
運動或納粹的安樂死計劃。精神科醫師確實採用了優
生學的論述，來凸顯精神疾病可能發生的範圍，也以
此宣稱如果能夠及早診斷精神疾病，就有可能預防嚴
重的崩潰，並促進一個心理上更加健康的社會。針對
那些輕微神經失調或心理失調的病人，透過門診提供
新的服務來進行早期治療。在英國，越來越多的精神
病院設立門診，例如卡地夫（Cardiff）在1919年就這樣
做了；在1930年代大約有二十個荷蘭城鎮，建立了
某種形式的門診照護。教育、兒童福利和產業是能夠
進一步運用新心理學方法的領域，而在精神衛生運動
中，心理學服務和精神科服務便延伸到這些領域。兒

童輔導診所的成長，清楚顯示出對社會精神醫學的熱衷。當時主張在童年進行醫療介入，有助預防成年時期的精神問題，並主張後來的疾病其實是童年養成的心理習慣累積造成的後果。兒童輔導診所既是要將兒童福利加以醫療化，同時也想推展有助於兒童、家庭與社會的精神衛生規劃。在1930年代，這些服務在英國供不應求。

因此，在1920和1930年代重新劃定了精神疾病的範圍。精神醫學試著更接近醫學主流，並透過社會精神醫學而得以擴張到某些領域，進而提出關於精神疾病性質的新觀念，並建立精神病院之外新的治療中心。這些診所成為精神衛生運動的樞紐，融合了各種形式的監控，而促成尼可拉斯‧羅斯（Nikolas Rose）在《心理學情結》（*Psychological Complex*, 1985）一書中所謂的平淡生活的心理學化。然而，以下章節將指出，社會精神醫學和精神衛生只是兩次大戰之間精神醫學變化的一部分。

✦ 身體治療：1918到1945 ✦

前一節指出，社會精神醫學如何被用來擴張精神科的領域，但是在1920和1930年代同時出現了新的器質論（organicism），其所借重者，乃十九世紀晚期

發展出來的神經病理學觀念。十九世紀英國和法國是精神疾病新的處置方式之先鋒，到了1920和1930年代，焦點轉移到奧地利、德國、匈牙利與波蘭，重點在於神經學學者發展出來的治療。1920年代引進強有力的新療法，像是預防三級梅毒病人（全身性癱瘓瘋癲general paralysis of the insane）進一步惡化的瘧疾療法（malarial therapy），以及治療精神失常的延長睡眠療法（prolonged-sleep therapies）。瘧疾療法表面上的成功和它所展示的醫療介入可能，鼓舞了對於其他形式的身體療法的追尋。精神科醫師注意力日漸轉移到精神分裂症；過去的療法對此一疾病都沒有效果，被認為是造成精神病院過度擁擠的原因之一。結果帶來一段熱烈進行實驗的時期。奧地利神經生理學者曼佛列德・約書亞・沙克爾（Manfred Joshua Sakel）發展出胰島素休克療法（insulin coma therapy, 1933）；接著匈牙利神經學者萊第斯勞斯・梅杜納（Ladislaus Meduna）發展出次戊基四唑（Cardiazol）療法；然後羅馬的烏果・切爾列提（Ugo Cerletti）和路齊奧・比尼（Lucio Bini）又發展出電痙攣療法（electroconvulsive therapy, ECT）。除了胰島素療法之外，其他三種療法都會引發一系列受控制的癲癇發作，這是因為他們認為精神分裂和癲癇之間有負相關。

　　然而，1930和1940年代精神疾病處置方式最具

特色者，乃是精神手術（psychosurgery）或前額葉切開術（lobotomy）；這是葡萄牙神經學家埃加斯・莫尼茲（Egas Moniz）在1935年首度提出並在同年執行的。其療程包括透過手術對大腦額葉（frontal lobes）進行破壞，認為這可以鎮定病人並改變其行為與人格。它對治療精神分裂似乎特別有用。神經外科醫師為了減少手術的危險，對早期的手術步驟做了一些修正。

雖然休克療法的理論最後證明是錯誤的，但是當這些新療法被提出時，精神病院的精神科醫師很快就採用它們。例如，對精神外科手術的熱衷，很快就導致它被延伸運用到其他的精神科疾病。精神科醫師相信這些方法可以帶來新的治療，因此引進它們時只做了很少的研究，也不太注意可能的副作用。儘管前額葉切開術在1950年代失去了信譽而不再被使用，但電痙攣療法卻成為重度憂鬱症的主流治療方法。

這些療法日後被認為是粗暴且帶來傷害的處置方式。證據顯示，使用它們會讓病人極為恐懼，而其運用經常不顧病人（特別是女性病人）的意願。然而，與其只認為這些療法是粗暴的偏差現象，毋寧需要將它們放在脈絡中來考察。首先，把初期對於休克療法的熱衷視為獨一無二的現象，是不智的看法。各種的精神科治療方式，特別是藥物治療，都有相似的軌

205

跡：最初的熱衷、治療上的樂觀主義，然後出現對它
們的反彈。其次，雖然休克療法的軌跡符合更廣泛的
趨勢，但是二十世紀初期精神科在治療上的悲觀主
義，可以部分解釋這些療法為什麼這麼快被採用。當
主流醫學能夠提出一系列成功的療法和新的化學治療
藥劑時，精神科醫師努力要擁抱這樣的醫學研究方
向，並渴望類似的成功。例如，雖然前額葉切開術
到1960年代變成令人難堪的歷史，但精神科外科手
術卻建立於腦化學以及大腦定位的研究基礎上。在
1930年代引進其他的身體療法，也可以找到和主流
醫學類似的關聯。第三，許多新療法是針對傳統上無
法處理的疾病，像是精神分裂，或者瘧疾療法所針對
的是造成精神病院過度擁擠的三級梅毒；這些疾病都
被認為痊癒機會渺茫。第四，這些新的治療方式表面
看起來似乎有效。雖然次戊基四唑起初只用在女性精
神分裂患者，但似乎可能帶來高的治癒率；電痙攣療
法則舒緩了嚴重的憂鬱症，而減少了治療的次數。最
後，我們應該謹記，雖然這些療法在當時有爭議，但
它們卻是很受歡迎且得到頂尖臨床醫師的背書。

　　在1920和1930年代對於身體療法和休克療法的
熱衷不斷升高。與其說這是異常的現象，不如說這些
新療法是要回應專業的關切、精神疾病器質性質的觀
念、精神病院的過度擁擠以及治療的悲觀主義。對於

慢性病人以及過去認為無法處理的個案，它們似乎有效，而為精神病院的精神科醫師提供了處置方式。這不是要淡化它們經常帶來的創傷或副作用，但休克療法的引進確實有助於扭轉二十世紀初期的治療虛無主義（therapeutic nihilism）。它們也肯定了精神疾病的器質性解釋，這點成為1945年後精神科的重心。

✦ 精神藥理學革命 ✦

1950年代與1960年代引進的抗精神病藥物與精神藥理學，常被宣揚為精神疾病治療的突破。然而，我們可看出它其實有一段更長的歷史。從十九世紀中期以來，精神科醫師就不斷追尋治療精神疾病的萬靈藥。十九世紀晚期對化學約束法的熱衷，以及精神病院持續使用大量藥物，都可以看到對鎮定劑和刺激性物質的實驗。精神病院的醫師開始偏好使用佛羅拿（Veronal）和麥地那（Medinal）等巴比妥鹽（barbiturates）來鎮定病人，憂鬱症的病人則開給他們刺激性物質，像是白蘭地與威士忌，直到製造出苯丙胺（Benzedrine）這個會產生歡樂感的藥物，並在1930年代開始成為處方。1930年代引進休克療法，在胰島素和次戊基四唑等化學療法的成功之後，又進行更進一步的研究。然而，另一類新藥物的發展，就像休克療法一樣，在精神科專業中異軍突起雷厲風行，而使得這些實驗

都瞠呼其後。這些藥物當中，露丙嗪（chlorpromazine）
是第一個引進的。

　　露丙嗪起先是發展用來治療孕吐，但自從兩名巴
黎的精神科醫師用它來鎮定躁狂（manic）的病人後，
露丙嗪很快受到採用。因為它似乎可以治癒某些精神
分裂的病人，而且能減輕所有病人的症狀。露丙嗪被
譽為革命性的突破，開啟了精神藥理學的時代。製藥
公司爭先恐後生產一系列有著類似效果的藥物，以便
從露丙嗪的成功中獲利。1957年首度引進了三環抗
鬱劑（tricyclic）以及精神安定劑（neuroleptic）後，各種
鎮定劑也隨之引進，其中最常用的是二氮平（Valium,
1963）。這些藥物改變了憂鬱症的治療，對舊有的身
體療法等經驗性療法感到幻滅的精神科醫師，很快就
採用了這些藥物。這帶來的後果之一是精神科病院成
為藥學實驗室的延伸，而精神科醫師則變成製藥公司
的顧客和研究人員，這強化了精神科對藥物的依賴。
1970年代發展出更多的三環抗鬱劑、精神安定藥物
與精神作用藥物（psychoactive）。除了投資研發新藥之
外，實驗室和臨床研究同樣專注於主要精神疾病的身
體面向，這些研究強化了精神疾病的生物學基礎。他
們把焦點放在神經化學和神經內分泌學，並且在臨床
上取得成果。例如，對於血清素（serotonin）的化學藥
理學研究，就發展出強有力的精神作用藥物與選擇

性血清素再吸收抑制劑（selective serotonin re-uptake inhibitors），像是百憂解（Prozac）；而對多巴胺（dopamine）的研究，則生產出新的抗憂鬱劑以及抗精神病藥劑。

　　許多評論者認為精神藥理學的進展，使得精神醫學脫離了過去精神病院常見的那些危險而不可逆的治療方法。然而就像1930年代的休克療法，由於這些新藥看似帶來巨大效益，使得它們的副作用經常被忽略，而批評家則指出精神病院引進新藥的目的不只是治療，也是為了進行控制。雖然這些新藥很少就根本病因治療，精神病院和一般科醫師卻越來越頻繁地使用它們。在斯考爾所謂的「去監禁化」（decarceration）的過程中，精神科機構的數量減少。例如在英國，精神科機構的住院人數從1976年的八萬三千三百二十人，降低到2009年至2010年的四萬九千四百一十七人。即使不是所有的國家都像英國那樣關閉舊的精神病院，歐洲的精神病院數量在去機構化的過程中，仍因偏好不需要住院的治療方式而減少，改為設立新的門診、中途之家、老人之家以及社區服務，並擴展精神科的社工。精神健康照護服務的新模式集中於門診、日間開放的醫院，以及一般科醫師所提供的照護。在1980與1990年代，精神科病人逐漸在精神病院之外生活與工作，許多歐洲國家長期住院的人數因而顯著減少。

　　把精神健康照護的結構變遷與去機構化，歸功於似乎有效的新藥物之引進，是忽略了其他的因素。社會政策的改變、福利支出的升高，以及1970年代全球經濟衰退，加上精神科社工的成長、精神病院狀況的揭露，以及精神科想要和一般醫學同步的專業欲望，都鼓勵了非住院的做法。1960與1970年代的反精神醫學運動（antipsychiatry movement），讓對於精神醫學本質滋長的不安得以發聲，質疑其科學地位和精神疾病的觀念。例如，精神科醫師湯瑪斯・薩茲（Thomas Szasz）就宣稱，精神疾病是醫師製造出來的「迷思」，目的是要控制那些被社會認定為偏差的個體。受到這些觀念的影響，反精神醫學運動推動去醫療化與去機構化的社區照護；戰後對於社會精神醫學的投資，則提供了機構照護之外的另類可行方案。針對一些非精神病的精神狀態（nonpsychotic mental states）的化學療法，確實為精神科開啟了新的可能。這些狀況有許多並不需要住院，雖然精神科醫院病床數量的減少無法歸因於任何單一因素，但強調身體治療和生物精神醫學確實戲劇性地改變了對精神疾病的處置。如果說十九世紀是精神病院的時代，二十世紀晚期則成了抗憂鬱藥物的時代。

✦ 結論 ✦

　　本章檢視了精神病院在十八世紀晚期與十九世紀的興起，如何成為精神疾病的主要處置方式，以及支持與反對其成長的論點；指出精神病院成長的時程異於傅柯的大監禁，而單是社會經濟因素、醫療因素或專業因素，都不足以解釋精神病院的興起。如果說精神病院的興起不只和工業化所帶來更廣泛的社會變遷有關，那麼光以社會控制或專業帝國主義來考量其成長，也是問題重重。這帶來的是更為複雜的精神病院史，而正如本章後半所顯示，精神病院的主導地位在十九世紀晚期就已經開始遭到質疑，這有部分是反映了日益增長的悲觀主義，以及有關遺傳和退化的觀念，但也和精神疾病新的器質性解釋有關。這時出現了兩股發展：一是社會精神醫學和心理治療方法，另一方面則重新燃起對身體治療的興趣。這兩者在二十世紀都影響了精神醫學，鼓勵非機構化解決方案的發展，並質疑精神病院在治療各種精神疾病所發揮的功用。因此，與其把第一次世界大戰和驚彈症視為關鍵轉捩點，不如將1920和1930年代精神醫學的轉變，定位於更長的時程；而1920和1930年代的休克療法，與1945年之後的抗精神病藥物與精神藥理學的發展有其關聯。本章在指出更長的連續性之餘，也說

明精神病院的歷史不能簡單地化約為悲觀或樂觀的解釋，而必須放在社會經濟、文化、政治與專業的脈絡來考察。

進階讀物

❖ 關於精神醫學史有幾本綜論研究。Edward Shorter, *A History of Psychiatry: From the Era of the Asylum to the Age of Prozac* (New York: John Wiley & Sons, 1998)，以及 Michael Stone, *Healing the Mind: A History of Psychiatry from Antiquity to the Present* (New York: W. W. Norton, 1998) 採取不同的研究方法。

❖ 對精神醫學史有興趣的人，不能不讀 Michael Foucault, *Madness and Civilization: A History of Insanity in the Age of Reason* (New York: Pantheon Books, 1965)。

　　對傅柯的作品及其影響感興趣的人，應該參考 Colin Jones and Roy Porter (eds), *Reassessing Foucault: Power, Medicine and the Body* (London: Routledge, 1994)。

　　Arthur Still and Irving Velody (eds), *Rewriting the History of Madness* (London: Routledge, 1992)，以及 Mark Micale and Roy Porter (eds), *Discovering the History of Psychiatry* (New York and Oxford: Oxford University Press, 1994)，這兩本論文集收錄了對傅柯具有洞見的批判以及史學綜覽。

　　History of Psychiatry 這份期刊，刊登許多關於不同國族脈絡的精神科醫師、精神疾病以及精神病院的個案研究，也定期刊登文獻回顧。

　　三大冊的 Roy Porter and W. F. Bynum (eds), *The Anatomy of Madness* (London: Tavistock, 1985-88)，以及 Roy Porter and David Wright (eds), *The Confinement of the Insane: International Perspectives 1800-1965* (Cambridge: Cambridge University Press, 2003) 所收錄的論文，提供國際視野。

❖ Jonathan Andrews et al, *The History of Bethlem* (London: Routledge, 1997)，對最著名（惡名昭彰）的精神病院做各方面的檢視，也探討本章所檢視的許多主題。

關於約克療養院以及道德管理，讀者應該參閱Anne Digby, *Madness, Morality and Medicine: A Study of the York Retreat 1796-1914* (Cambridge: Cambridge University Press, 1985) 這本優秀著作。

❖ 關於皮內，應參閱Dora B. Weiner, '"Le geste de Pinel": The History of a Psychiatric Myth', in Mark Micale and Roy Porter (eds), *Discovering the History of Psychiatry*, pp. 232-47。

❖ 關於精神科專業，Andrew Scull, Charlotte MacKenzie and Nicolas Hervey, *Masters of Bedlam: The Transformation of the Mad-Doctoring Trade* (Princeton, NJ: Princeton University Press, 1999) 一書，收錄對英國個別精神科醫師及其理念的個案研究。

❖ 由於英國是修正主義史學的焦點，因此有大量研究文獻，不過明顯的起點是Andrew Scull, *Museum of Madness: The Social Organization of Insanity in Nineteenth-Century England* (London: Allen Lane, 1979)，以及Roy Porter, *Mind-Forg'd Manacles: A History of Madness in England from the Restoration to the Regency* (London: Penguin, 1990)。

Peter Bartlett and David Wright (eds), *Outside the Walls of the Asylum: The History of Care in the Community 1750-2000* (London: Athlone Press, 1999) 則探討住院之外的因應方式。

Andrew Scull, *The Most Solitary of Afflictions: Madness and Society in Britain 1700-1900* (New Haven, CT: Yale University Press, 2005)，是 *Museum of Madness* 的修訂版，也是關於十八與十九世紀精神醫學最好的著作之一。

Joseph Melling and Bill Forsythe (eds), *Insanity, Institutions and Society 1800-1914* (London: Routledge, 1999) 這本論文集則收錄了回應斯考爾的文章。

Jan Goldstein, *Console and Classify: The French Psychiatric*

Profession in the Nineteenth Century (Cambridge: Cambridge University Press, 2002)，以及 Ian Dowbiggin, *Inheriting Madness: Professionalization and Psychiatric Knowledge in Nineteenth-Century France* (Berkeley, CA: University of California Press, 1991)，提出了對法國精神醫學的詳細檢視。

❖ 關於婦女與瘋狂，Elaine Showalter, *The Female Malady: Women, Madness and English Culture 1830-1980* (London: Virago, 1987) 是明顯的閱讀起點，Joan Busfield, *Men, Women and Madness: Understanding Gender and Mental Disorder* (Basingstoke: Palgrave Macmillam, 1996) 則對該書提出批判。

❖ 第十二章的進階讀物包含關於退化論的研究文獻，不過收錄在 *The Anatomy of Madness* (London: Tavistock, 1987) 第一卷的 Ian Dowbiggin, 'Degeneration and Hereditarianism'，以及 *Masters of Bedlam* 中討論 Henry Maudsley 那一章，對英國與法國的細節有很好的探討。

　　David Wright and Anne Digby (eds), *From Idiocy to Mental Deficiency: Historical Perspectives on People with Learning Disabilities* (London: Routledge, 1996) 則檢視智能障礙。

❖ 關於佛洛伊德的研究很多，讀者應該參考 Sonu Shamdasani, 'Psychoanalytic Body', in Roger Cooter and John Pickstone (eds), *Companion to Medicine in the Twentieth Century* (London: Routledge, 2003), pp. 307-22，以及 Peter Gay, *Freud: A Life for Our Time* (London: Papermac, 1989)。對驚彈症感興趣的讀者應該參考第十五章的進階讀物。

❖ 關於二十世紀精神醫學史的著作較少。Michael Neve 在 *Medical History* 這份期刊主編的專號 (vol 48(4), 2004)，探討英國、德國與荷蘭的社會精神醫學的成長。

Shorter, *History of Psychiatry* 討論休克療法，但是他的研究取向應該和Andrew Scull, 'Somatic Treatments and the Historiography of Psychiatry', *History of Psychiatry* 5 (1994), pp. 1-12平衡對照，該期刊同一卷中Merskey et al的回應文章，從不同角度提供關於休克療法的洞見。

❖ 關於精神外科的著作較多，Jack Pressman, *The Last Resort: Psychosurgery and the Limits of Medicine* (Cambridge: Cambridge University Press, 2002)，以及German E. Berrios, 'Psychosurgery in Britain and Elsewhere', in German E. Berrios and Hugh Freeman (eds), *150 Years of British Psychiatry 1841-1991* (London: Gaskell, 1991), pp.180-96，是啟迪思考的研究。

❖ David Healy, *The Antidepressant Era* (Cambridge, MA: Harvard University Press, 1999)、E. M. Tansey, '"They used to call it psychiatry": Aspects of the development and impact of psychopharmacology', in Marijke Gijswijt-Hofstra and Roy Porter (eds), *Cultures of Psychiatry and Mental Health Care in Postwar Britain and the Netherlands* (Amsterdam: Rodopi, 1998), pp. 79-101、David Healy, *Creation of Psychopharmacology* (Cambridge, MA: Harvard University Press, 2002)，是關於抗精神病藥物與精神藥理學之發展的好導論。

❖ Andrew Scull, *Decarceration*, (Chapel Hill, NC: Rutgers University Press, 1984)則處理去機構化，Peter Sedgwick, *Psychopolitics* (London: Pluto Press, 1982)則探討反精神醫學運動。對於精神疾病的定義感興趣的讀者，German E. Berrios and Roy Porter (eds), *A History of Clinical Psychiatry* (London: Athlone Press, 1999)混合了臨床與歷史的說法。

後　記

　　對歐洲過去五百年來的醫療下任何斷言，都會顯得膚淺與過度簡化，也會被批評為只看到所謂具有代表性的大潮流，而忽略了多樣性與個別國家或區域的脈絡。最常見的概括說法之一，是醫療在過去五個世紀「進步了」，而醫療的性質以及健康照護的提供方式，在1945年之後出現了徹底的轉變。2010年的醫療和1500年的醫療有著非常巨大的差異，這點是難以忽視的。醫療科學與醫療照護的創新可見諸解剖學思想的改變，以及從十七世紀的身體觀到器官移植成功之間所發生的改變、化學治療的發展，乃至二十世紀日益受到重視的疾病基因模型。健康照護的提供方式、規範醫療的辦法、醫病關係以及（至少在西歐的）傳染病所帶來的負擔（burden of infectious disease）也都發生了改變。

　　然而，變遷、創新與發展等概念，並不必然支持「現代化勢所必然」這樣的觀點，也不意味著醫學的進程是從近現代時期用體液觀點來理解疾病，或是從外科是種血腥技藝的印象，或從醫院是通往死亡大門的論斷，然後平順地進步到二十一世紀以科學為基礎的科技官僚醫療。即使日常生活醫療化的程度遭到

誇大，但有幾個長期的發展趨勢確實是在十九世紀與
二十世紀匯流，不過要如何衡量「進步」、創新與變
遷呢？要在何處衡量？何時衡量？為誰衡量？對當時
的人而言，「進步」的意義是什麼？這些是重要的問
題，而且沒有簡單的答案。本書指出醫學與醫療照護
的性質與景象，其中的變化很少像原本想像的那般突
然、廣泛或必然。那些重要的改變（如果不是主要的
斷裂），像是理解疾病的方式、治療者所採用的療法、
外科或護理的改變等等，在當代與過去的醫療之間都
有可能找得到類似的做法與狀況。例如，雖然健康要
到二十世紀才被視為一種常態，但從前的人同樣渴求
健康；我們就像十九世紀的人一樣，碰到小毛病或尋
常的不舒服時，常會去購買成藥，這些連續性都找得
出來。醫療與健康一直是日常生活的一部分，醫療與
醫療人員也就從未能免於批評。過去五百年來，把身
體失衡和社會失序連結起來，向來是疾病的政治、文
化與社會表徵的一部分，不論瘟疫或愛滋病都是如
此；疾病的意義常超越其生物學層面。權力關係的微
妙變化以及商業考量等因素，也都一直影響到醫療。

　　醫療在二十一世紀所面對的某些問題，或許和過
去遭遇到的問題十分相似，但過度類比或過分強調相
似性，則有可能忽略疾病、觀念、實作、個人、醫療
人員、機構、社會、文化與政治在歷史中的複雜連結。

醫療不只是治療者能夠使用的一套知識或是實用的物質資源；過去五百年來，醫療可以指涉不同的事物，而我們不該輕率將這些事物貶為前科學或不科學的。醫學身體觀的發展、醫療服務的分配、專業與機構的創建與鞏固、疾病的發生，以及健康、性別或種族的表徵，都不能自外於文化、社會經濟、政治或國族的脈絡；它們存在於這些脈絡，或是在這些脈絡中被生產及使用。思考這些脈絡以及醫療的權力關係轉變，像是醫療者與病人之間權力關係的轉變、或是個人與國家之間權力關係的變化，就可洞見歐洲五百年來豐富而複雜的醫療世界。

即便醫療社會史的涵蓋範圍，是許多研究方法與次學科的折衷組合，它仍舊持續提供各種令人振奮的方法來檢視這段豐富的醫學史，而不致於過度重視進步觀、偉人、科技或機構。本書也指出，此一學科還有很大的發展空間，二十世紀是個豐富的研究領域，特別是醫療文化史。我們需要使用口述歷史來挖掘或「恢復」人們的經驗，以及有關健康、不適與醫療的敘述；我們也必須重新反省我們的斷代觀念，以便重新書寫二十世紀的長程歷史。看得更廣一些的話，許多地方與區域的經驗，乃至西班牙、希臘、芬蘭和俄國等特定的國家，都值得更進一步的考察。對於近現代醫療與現代醫療，也必須提出新的問題。例如，過

去歷史學者一直把焦點放在某些醫學經典場景,例如醫院、大學以及都會地區,然而,鄉村地區的醫療與健康仍舊有許多地方有待檢視。同樣地,要探討十九世紀與二十世紀醫療與宗教之關係的歷史,就不能過度強調世俗化的敘事。第一次世界大戰(1914-18)之後醫療與戰爭的歷史,也還需要進一步的研究。雖然學者使用醫療市場的模型來探討病人的選擇,然而病人的觀點,包括在典型的醫療場所或是在較為非正式的私人場域,卻有待更深一層的探究;家庭在醫療照護的協商或供給方面所扮演的角色亦是如此。健康的身體、殘障的身體、生病的身體、種族的身體、性別的身體等等,它們的意義是什麼?這些對身體的不同建構,在過去又是如何影響健康與醫療經驗,這也是個可能帶來豐富成果的研究領域。理論反思以及探討意義與認同的歷史,驅使歷史學者在鑽研具有社會文化脈絡的醫療史時,提出更多的問題。

左岸歷史　212

歐洲醫療五百年

卷三｜
醫療與國家

AN
INTRODUCTION
TO THE
SOCIAL
HISTORY OF
MEDICINE:
EUROPE
SINCE 1500

作　　者	克爾‧瓦丁頓（Keir Waddington）
譯　　者	李尚仁
總 編 輯	黃秀如
責任編輯	林巧玲
社　　長	郭重興
發行人暨出版總監	曾大福
出　　版	左岸文化
發　　行	遠足文化事業股份有限公司
	231台北縣新店市民權路108-2號9樓
電　　話	（02）2218-1417
傳　　真	（02）2218-8057
客服專線	0800-221-029
E‐Ｍａｉｌ	service@bookrep.com.tw
左岸臉書	facebook.com/RiveGauchePublishingHouse
法律顧問	華洋法律事務所　蘇文生律師
印　　刷	成陽印刷股份有限公司
初　　版	2014年8月
初版三刷	2018年12月
定　　價	300元

ＩＳＢＮ　978-986-5727-10-9
有著作權　翻印必究（缺頁或破損請寄回更換）

歐洲醫療五百年‧卷三‧醫療與國家／
克爾‧瓦丁頓（Keir Waddington）著；李尚仁譯.
－初版．－新北市：左岸文化出版：遠足文化發行，2014.08（左岸歷史；212）
譯自：An introduction to the social history of medicine : Europe since 1500
ISBN　978-986-5727-10-9
1.醫學史 2.歐洲
410.94　　103012962